I0697236

Olivier Lucas

# Devenir magnétiseur

Soigner avec l'énergie et guérir avec le magnétisme

*Avenet Edition*

*"La santé est moins une question de guérison qu'une question d'harmonie avec notre âme et notre environnement."*

**Lailah Gifty Akita**


*"Nous sommes tous des êtres énergétiques. Nous ne sommes pas seulement de la matière, nous sommes aussi de l'énergie. Et ce que nous pensons et ressentons crée une vibration qui peut avoir un effet profond sur notre corps et notre esprit."*

**James Van Praagh**


*"Le pouvoir du magnétisme, c'est l'amour. L'amour est la plus grande énergie de guérison qui existe. Si vous pouvez aimer, vous pouvez guérir."*

**Louise Hay**

# Sommaire

# Introduction : Mon parcours et ma passion pour le magnétisme

Chers lecteurs,

Je m'appelle Olivier Lucas et je suis un magnétiseur passionné depuis plusieurs années. Au fil de ce livre, je souhaite vous partager mon histoire, mes connaissances et mes conseils pour vous aider à devenir un magnétiseur compétent et à utiliser l'énergie pour soigner et guérir.

Mon parcours dans le monde du magnétisme a commencé il y a une dizaine d'années, lorsque je souffrais d'un problème de santé récurrent et douloureux. Malgré les traitements médicaux prescrits par les médecins, ma condition ne s'améliorait pas. C'est dans cette période difficile que j'ai découvert le magnétisme, grâce à une connaissance qui m'a présenté cette approche alternative de la guérison.

Intrigué et désireux de me sentir mieux, j'ai décidé de me renseigner davantage sur le magnétisme et d'explorer cette voie. J'ai lu des livres, participé à des ateliers et suivi des formations pour approfondir mes connaissances sur cette pratique ancestrale. À mesure que j'apprenais, j'ai commencé à expérimenter sur moi-même, en appliquant les techniques de magnétisme pour tenter de soulager mes douleurs.

À ma grande surprise, j'ai constaté une amélioration notable de mon état de santé. Mes douleurs se sont estompées progressivement et j'ai ressenti un regain d'énergie et de vitalité. Encouragé par ces résultats, j'ai continué à me former et à pratiquer le magnétisme, en cherchant à affiner ma technique et à développer ma sensibilité énergétique.

Au fil du temps, j'ai également commencé à pratiquer le magnétisme sur mes proches, en les aidant à soulager leurs maux et à retrouver leur équilibre énergétique. Les témoignages de leur gratitude et de leur mieux-être m'ont profondément touché et m'ont confirmé dans mon choix de devenir magnétiseur.

Aujourd'hui, je suis fier d'être un professionnel du magnétisme, ayant accompagné de nombreuses personnes sur le chemin de la guérison et du bien-être. Mon but à travers ce livre est de partager avec vous les enseignements et les techniques qui m'ont permis de maîtriser le magnétisme et d'en faire un outil puissant de guérison pour moi-même et pour les autres.

Dans les pages qui suivent, je vous présenterai les fondamentaux du magnétisme, ses origines, ses différentes approches et les techniques pour développer votre sensibilité énergétique et votre capacité à soigner avec l'énergie. Nous aborderons également des sujets tels que la protection énergétique, l'auto-magnétisme, le magnétisme à distance et les formations pour devenir magnétiseur.

Je tiens à préciser que le magnétisme ne doit pas être considéré comme un substitut à la médecine conventionnelle, mais plutôt comme une approche complémentaire, qui peut être utilisée en synergie avec les traitements médicaux prescrits par votre médecin. Chaque individu est unique, et il est important de trouver l'équilibre entre les différentes approches thérapeutiques pour répondre à vos besoins spécifiques et favoriser votre guérison.

Au fil des chapitres, je partagerai avec vous des anecdotes et des témoignages de personnes que j'ai accompagnées dans leur parcours de guérison. Ces histoires vous montreront comment le magnétisme peut être utilisé pour soulager et guérir une variété de maux, aussi bien physiques qu'émotionnels ou mentaux. Je vous donnerai également des conseils pratiques et des exercices pour vous aider à intégrer les techniques de magnétisme dans votre quotidien et à progresser sur votre propre chemin de développement énergétique.

En tant qu'auteur et magnétiseur, je m'engage à vous fournir des informations précises et à jour, basées sur mon expérience personnelle et professionnelle ainsi que sur les recherches scientifiques disponibles. Mon objectif est de vous offrir un guide complet et accessible, qui vous permettra d'acquérir les compétences et la confiance nécessaires pour pratiquer le magnétisme et en tirer tous les bénéfices.

Je vous encourage à aborder ce livre avec un esprit ouvert et curieux, prêt à explorer et à expérimenter. Le magnétisme est un domaine riche et fascinant, qui offre de nombreuses possibilités de croissance personnelle et de guérison. En vous lançant dans cette aventure, vous découvrirez non seulement comment soigner et guérir avec l'énergie, mais aussi comment éveiller votre intuition, développer votre empathie et vous connecter à des dimensions subtiles de la réalité.

Enfin, je tiens à vous remercier d'avoir choisi ce livre et de m'accorder votre confiance. Je suis honoré de vous accompagner sur le chemin du magnétisme et je me réjouis de partager avec vous les enseignements et les expériences qui ont transformé ma vie et celle de tant d'autres. Ensemble, nous pourrons contribuer à répandre la lumière et la guérison dans le monde, en aidant les personnes qui souffrent à retrouver leur équilibre et leur bien-être.

Je vous souhaite une lecture enrichissante et une merveilleuse découverte du magnétisme.

Bien à vous,

Olivier Lucas

*Votre avis compte !*

*Une fois que vous aurez fini ce livre, partagez votre avis sur Amazon.*

*Votre retour d'expérience sera utile pour les futurs lecteurs.*

*Je suis impatient de voir comment ce livre a eu un impact sur vous.*

*Merci d'avance pour votre contribution et bonne lecture !*

# Partie I : Découverte du magnétisme

# Chapitre 1 : Qu'est-ce que le magnétisme et comment il fonctionne ?

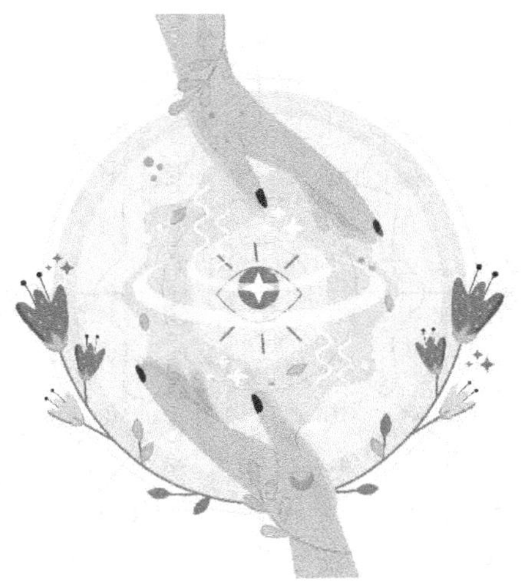

Le magnétisme est un phénomène naturel et universel, qui se manifeste sous la forme d'un champ d'énergie invisible et impalpable. Cette énergie, que l'on appelle également "énergie vitale" ou "force de vie", est présente en toutes choses : dans les êtres vivants, les objets et même dans les espaces qui nous entourent. En tant que magnétiseurs, nous cherchons à canaliser et à manipuler cette énergie pour soulager les maux et favoriser la guérison.

Pour mieux comprendre le magnétisme, il est utile de le comparer à d'autres formes d'énergie, telles que l'électricité ou le magnétisme terrestre. L'électricité est une forme d'énergie qui résulte du mouvement des électrons, tandis que le magnétisme terrestre est une forme d'énergie qui résulte de la rotation de la Terre et de la circulation du fer en son sein. Le magnétisme, quant à lui, est une forme d'énergie subtile et moins tangible, qui résulte de l'interaction entre les atomes, les molécules et les cellules de notre corps.

Le magnétisme est étroitement lié à notre système énergétique, qui est composé de différents éléments tels que les chakras, les méridiens et l'aura. Les chakras sont des centres énergétiques qui régulent la circulation de l'énergie vitale dans notre corps, tandis que les méridiens sont des voies énergétiques qui relient les différents chakras et les organes entre eux. L'aura, quant à elle, est un champ énergétique qui entoure notre corps et qui reflète notre état de santé physique, émotionnel et mental.

Lorsque notre système énergétique fonctionne de manière optimale, l'énergie vitale circule librement dans notre corps, nous apportant vitalité, équilibre et bien-être. Cependant, il arrive parfois que des blocages ou des déséquilibres énergétiques surviennent, en raison de facteurs tels que le stress, la maladie ou les émotions négatives. Ces perturbations dans la circulation de l'énergie vitale peuvent entraîner une diminution de notre vitalité, ainsi que l'apparition de divers symptômes et troubles.

Le rôle du magnétiseur est de détecter et de corriger ces déséquilibres énergétiques, en utilisant ses mains et son intention pour canaliser et transmettre l'énergie vitale. En agissant sur le système énergétique, le magnétiseur peut ainsi favoriser la relaxation, soulager les douleurs, stimuler le système immunitaire et accélérer le processus de guérison naturel du corps.

Il est important de souligner que le magnétiseur ne guérit pas directement les maladies ou les troubles, mais qu'il agit plutôt comme un facilitateur, en aidant le corps à se rééquilibrer et à activer ses propres mécanismes de guérison. En ce sens, le magnétisme est une approche holistique et non invasive, qui prend en compte l'ensemble de la personne, dans ses dimensions physique, émotionnelle, mentale et spirituelle.

Le fonctionnement du magnétisme s'appuie sur plusieurs principes fondamentaux, que je vais vous présenter ci-dessous :

### *La polarité*

Chaque être vivant possède une polarité énergétique, c'est-à-dire un pôle positif et un pôle négatif. Ces polarités sont présentes à différents niveaux de notre corps et de notre système énergétique. Le magnétiseur utilise la polarité pour équilibrer et harmoniser les énergies, en attirant ou en repoussant les charges énergétiques selon les besoins.

### *La résonance*

La résonance est le principe selon lequel deux objets ou systèmes vibrants ayant des fréquences similaires peuvent interagir et s'influencer mutuellement. Le magnétiseur utilise la résonance pour entrer en harmonie avec l'énergie vitale du patient et pour amplifier ou modifier cette énergie selon les besoins.

### *L'intention*

L'intention est un élément clé du magnétisme, car c'est elle qui permet au magnétiseur de canaliser et de diriger l'énergie vitale. En se concentrant sur une intention précise et bienveillante, le magnétiseur peut ainsi transmettre l'énergie de guérison et de rééquilibrage à la personne qu'il traite.

### *La sensibilité énergétique*

Pour être efficace, le magnétiseur doit développer sa sensibilité énergétique, c'est-à-dire sa capacité à percevoir et à ressentir les énergies subtiles qui l'entourent. Cette sensibilité peut s'affiner avec la pratique et l'expérience, et elle permet au magnétiseur de détecter les déséquilibres énergétiques et d'ajuster sa technique en conséquence.

### *L'éthique et la déontologie*

Enfin, il est essentiel pour le magnétiseur de respecter certaines règles éthiques et déontologiques, afin de garantir la sécurité et le bien-être des personnes qu'il traite. Parmi ces règles, on peut citer le respect de la confidentialité, la bienveillance, l'honnêteté et l'humilité.

Le magnétisme est une approche de guérison naturelle et holistique, qui repose sur la manipulation de l'énergie vitale pour rétablir l'équilibre et la santé du corps et de l'esprit. En tant que magnétiseur, votre rôle est d'apprendre à canaliser, à transmettre et à harmoniser cette énergie, en utilisant votre sensibilité énergétique, votre intention et votre connaissance des principes fondamentaux du magnétisme.

Dans les chapitres suivants, nous explorerons plus en détail les différentes techniques et méthodes de magnétisme, ainsi que les outils et les ressources qui vous permettront de développer vos compétences et de devenir un magnétiseur efficace et bienveillant.

# Chapitre 2 : Les bases du magnétisme : comprendre l'énergie vitale

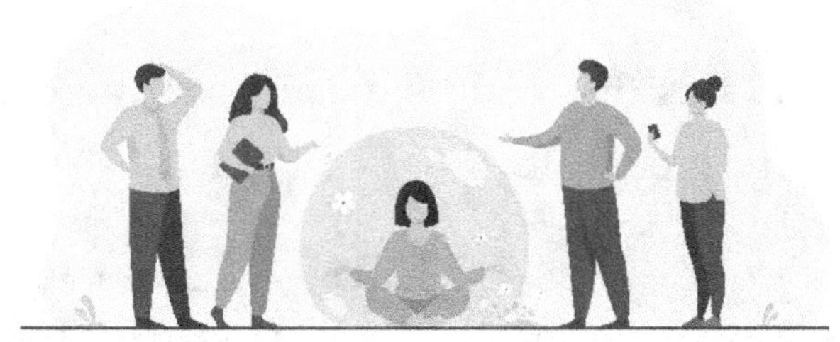

L'énergie vitale, également connue sous le nom de "chi", "prana" ou "force de vie", est un concept central du magnétisme et de nombreuses autres traditions de guérison énergétique. Pour devenir un magnétiseur compétent, il est essentiel de bien comprendre cette énergie et ses mécanismes. Dans ce chapitre, nous allons explorer les différentes facettes de l'énergie vitale et vous donner les clés pour commencer à travailler avec elle.

# 1. Qu'est-ce que l'énergie vitale ?

L'énergie vitale est la force qui anime tous les êtres vivants, des plantes aux animaux, en passant par les humains. Elle est présente partout dans l'univers et circule en permanence, créant ainsi un réseau d'énergie interconnecté. L'énergie vitale est considérée comme le "carburant" qui permet à notre corps et à notre esprit de fonctionner de manière optimale.

## 2. Les différentes manifestations de l'énergie vitale

L'énergie vitale peut être observée et ressentie de différentes manières. Voici quelques-unes de ses manifestations les plus courantes :

- **Le champ électromagnétique** : Notre corps génère un champ électromagnétique qui peut être mesuré et analysé. Les magnétiseurs travaillent avec ce champ pour détecter et corriger les déséquilibres énergétiques.

- **Les vibrations et les fréquences** : L'énergie vitale se manifeste sous forme de vibrations et de fréquences, qui peuvent varier en fonction de notre état de santé, de nos émotions ou de notre environnement. Les magnétiseurs sont capables de percevoir ces vibrations et de les harmoniser pour favoriser la guérison.

- **Les couleurs et les formes** : Certains magnétiseurs et praticiens énergétiques ont la capacité de "voir" l'énergie vitale sous forme de couleurs, de formes ou de motifs. Cette perception, appelée clairvoyance, peut être utilisée pour évaluer l'état énergétique d'une personne et identifier les zones de déséquilibre.

## 3. Les facteurs influençant l'énergie vitale

Plusieurs facteurs peuvent influencer notre niveau d'énergie vitale et la qualité de sa circulation dans notre corps. En voici quelques-uns :

- **Le stress et les émotions** : Le stress et les émotions négatives peuvent créer des blocages énergétiques et perturber la circulation de l'énergie vitale. Il est donc important de développer des stratégies de gestion du stress et de favoriser un état d'esprit positif.

- **L'alimentation et l'hydratation** : Une alimentation saine et équilibrée, ainsi qu'une bonne hydratation, contribuent à maintenir un niveau d'énergie vitale optimal. Les aliments frais et naturels, riches en nutriments, sont particulièrement bénéfiques.

- **L'activité physique** : L'exercice régulier stimule la circulation de l'énergie vitale et renforce notre système énergétique. Des pratiques telles que le yoga, le tai-chi ou le qi gong sont particulièrement recommandées pour harmoniser et renforcer l'énergie vitale.

- **Le sommeil et le repos** : Un sommeil de qualité et des périodes de repos régulières permettent à notre corps et à notre esprit de se ressourcer et de recharger nos réserves d'énergie vitale.

## 4. Techniques de base pour travailler avec l'énergie vitale

Voici quelques techniques simples pour commencer à travailler avec l'énergie vitale et développer votre sensibilité énergétique :

## La respiration consciente

La respiration est un moyen puissant pour se connecter à l'énergie vitale et la faire circuler dans notre corps. En pratiquant la respiration consciente, vous pouvez apprendre à mieux percevoir et canaliser l'énergie vitale.

## La méditation

La méditation est une pratique essentielle pour développer sa sensibilité énergétique et sa maîtrise du magnétisme. En vous concentrant sur votre respiration, vos sensations corporelles et votre intention, vous pouvez progressivement apprendre à percevoir et à travailler avec l'énergie vitale.

## L'imposition des mains

L'imposition des mains est une technique de base du magnétisme, qui consiste à placer vos mains sur votre propre corps ou sur celui d'une autre personne, dans le but de canaliser et de transmettre l'énergie vitale. En pratiquant régulièrement cette technique, vous développerez votre capacité à ressentir et à manipuler l'énergie vitale.

## La visualisation

La visualisation est une technique puissante pour travailler avec l'énergie vitale et créer des changements énergétiques. En imaginant l'énergie vitale sous forme de couleurs, de lumière ou de sensations, vous pouvez apprendre à la diriger et à l'utiliser pour favoriser la guérison et l'équilibre.

Comprendre l'énergie vitale et ses mécanismes est essentiel pour devenir un magnétiseur compétent. En explorant les différentes facettes de l'énergie vitale, en étudiant le système énergétique humain et en pratiquant des techniques de base, vous développerez progressivement votre sensibilité énergétique et votre maîtrise du magnétisme.

# Chapitre 3 : Le magnétiseur : un guérisseur énergétique

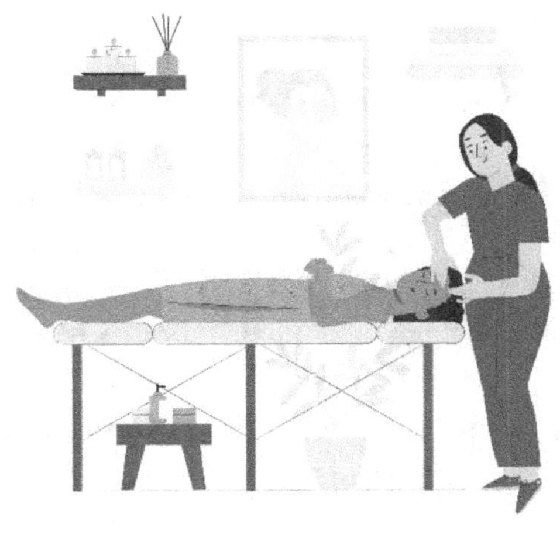

Le magnétiseur est un praticien spécialisé dans la manipulation et le rééquilibrage de l'énergie vitale, afin de favoriser la guérison et le bien-être des personnes qu'il traite. Dans ce chapitre, nous aborderons le rôle du magnétiseur, les qualités requises pour exercer cette profession, et les différentes étapes pour devenir un guérisseur énergétique compétent et bienveillant.

# 1. Le rôle du magnétiseur

Le magnétiseur intervient dans divers domaines et peut traiter un large éventail de problèmes, qu'ils soient physiques, émotionnels, mentaux ou spirituels. Voici quelques-unes des principales fonctions du magnétiseur :

- **Rééquilibrer l'énergie vitale** : Le magnétiseur travaille à rétablir l'équilibre énergétique du corps en libérant les blocages et en stimulant la circulation de l'énergie vitale.

- **Soulager la douleur** : Le magnétiseur peut aider à soulager la douleur et les tensions musculaires en travaillant directement sur les zones concernées avec l'énergie vitale.

- **Favoriser la guérison** : En rééquilibrant l'énergie vitale, le magnétiseur soutient le processus de guérison naturelle du corps, permettant ainsi à l'organisme de mieux se régénérer et de retrouver la santé.

- **Apaiser le stress et les émotions négatives** : Le magnétiseur peut aider à apaiser le stress, l'anxiété et les émotions négatives en rétablissant l'harmonie énergétique et en favorisant un état de relaxation profonde.

## 2. Les qualités requises pour devenir un magnétiseur

Pour devenir un magnétiseur compétent et bienveillant, il est important de cultiver certaines qualités et compétences :

- **La sensibilité énergétique** : La capacité à percevoir et à ressentir les énergies subtiles est essentielle pour un magnétiseur. Cette sensibilité peut s'affiner avec la pratique et l'expérience.

- **L'empathie et la bienveillance** : Un magnétiseur doit être capable de comprendre et de ressentir les émotions et les besoins des personnes qu'il traite. L'empathie et la bienveillance sont des qualités indispensables pour créer un climat de confiance et de respect avec le patient.

- **La patience et la persévérance** : La maîtrise du magnétisme demande du temps et de la pratique. Un magnétiseur doit être patient et persévérant pour développer ses compétences et affiner sa technique.

- **L'éthique et la déontologie** : Le magnétiseur doit respecter certaines règles éthiques et déontologiques pour garantir la sécurité et le bien-être des personnes qu'il traite. La confidentialité, l'honnêteté et l'humilité sont des principes fondamentaux à respecter.

## 3. Les étapes pour devenir un magnétiseur

Voici les principales étapes pour devenir un magnétiseur compétent et bienveillant :

### L'apprentissage théorique

Il est important d'acquérir une solide compréhension des concepts et des principes fondamentaux du magnétisme, ainsi que des différentes techniques et pratiques énergétiques. La lecture de livres, la recherche en ligne et la participation à des conférences ou des ateliers peuvent vous aider à enrichir vos connaissances.

### La formation pratique

La pratique est essentielle pour développer vos compétences en magnétisme. Suivre une formation auprès d'un magnétiseur expérimenté ou d'une école spécialisée peut vous fournir les outils et les techniques nécessaires pour devenir un praticien compétent.

### L'expérience personnelle

Il est important de travailler sur soi-même et de développer sa propre sensibilité énergétique avant de commencer à traiter les autres. La méditation, la respiration consciente et l'imposition des mains sur soi-même sont des pratiques utiles pour développer votre connexion à l'énergie vitale et affiner votre perception énergétique.

### Le développement de l'intuition

L'intuition est une compétence précieuse pour un magnétiseur, car elle permet de mieux comprendre les besoins énergétiques du patient et d'adapter le traitement en conséquence. Cultiver votre intuition et apprendre à écouter votre guidance intérieure peut améliorer considérablement votre pratique.

*La pratique professionnelle*

Une fois que vous vous sentez suffisamment compétent et confiant pour traiter les autres, vous pouvez commencer à travailler en tant que magnétiseur professionnel. Il est important de continuer à apprendre et à grandir tout au long de votre carrière, en participant à des formations, en échangeant avec d'autres praticiens et en restant à jour sur les dernières recherches et découvertes dans le domaine du magnétisme.

Nous reverrons comment devenir un magnétiseur dans un chapitre plus tard dans le livre.

## 4. Les différents styles et techniques de magnétisme

Il existe de nombreux styles et techniques de magnétisme, chacun ayant ses propres spécificités et approches. Voici quelques-unes des pratiques les plus courantes :

- **Le magnétisme traditionnel** : Cette approche repose sur l'imposition des mains et la manipulation directe de l'énergie vitale pour rétablir l'équilibre énergétique et favoriser la guérison.

- **Le Reiki** : Le Reiki est une forme de magnétisme d'origine japonaise, qui utilise des symboles et des mantras pour canaliser et transmettre l'énergie vitale. Le praticien Reiki travaille avec l'énergie universelle plutôt qu'avec sa propre énergie personnelle.

- **Le Qi Gong thérapeutique** : Cette pratique chinoise combine les mouvements corporels, la respiration et la méditation pour stimuler et équilibrer l'énergie vitale. Le Qi Gong thérapeutique peut être utilisé pour traiter les déséquilibres énergétiques et renforcer le système énergétique.

- **La guérison pranique** : La guérison pranique est une forme de magnétisme basée sur le concept de "prana", l'énergie vitale de la tradition indienne. Elle implique la manipulation de l'énergie vitale à travers les chakras et les méridiens pour favoriser la guérison et l'équilibre énergétique.

En conclusion, le magnétiseur est un guérisseur énergétique qui utilise sa sensibilité et ses compétences pour rééquilibrer l'énergie vitale et favoriser la guérison des personnes qu'il traite. Pour devenir un magnétiseur compétent et bienveillant, il est essentiel de développer une solide compréhension théorique et une expérience pratique du magnétisme, ainsi que de cultiver des qualités telles que l'empathie, la patience et l'intuition. En explorant les différents styles et techniques de magnétisme, vous pouvez trouver l'approche qui vous convient le mieux et vous épanouir en tant que guérisseur énergétique.

# Chapitre 4 : L'histoire et les origines du magnétisme

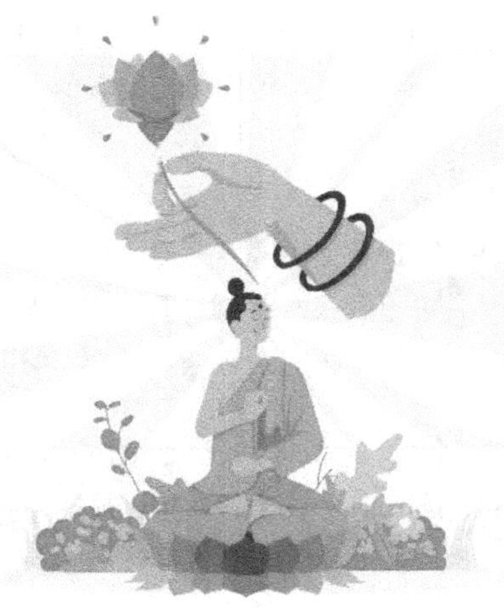

Le magnétisme est une pratique ancienne qui remonte à des milliers d'années. Son histoire est riche et fascinante, avec des racines dans diverses cultures et traditions du monde entier. Dans ce chapitre, nous explorerons l'histoire et les origines du magnétisme, ainsi que l'évolution de cette pratique au fil des siècles.

Les premières traces du magnétisme remontent à l'Antiquité, avec des références à la manipulation de l'énergie vitale et à la guérison énergétique dans diverses cultures. En Égypte ancienne, par exemple, les prêtres et les guérisseurs utilisaient des techniques d'imposition des mains pour canaliser l'énergie vitale et soigner les maladies. La médecine traditionnelle chinoise, qui date de plus de 5 000 ans, se base sur le concept de Qi, l'énergie vitale qui circule dans le corps humain. Les praticiens utilisent diverses techniques, comme l'acupuncture et le Qi Gong, pour rééquilibrer et stimuler le Qi. Dans la tradition indienne, les textes védiques anciens font référence au concept de Prana, l'énergie vitale qui imprègne l'univers. Les pratiques de guérison, telles que le yoga et l'Ayurveda, visent à équilibrer le Prana pour favoriser la santé et le bien-être.

Au fil des siècles, les pratiques de guérison énergétique ont continué à évoluer et à se développer. Au cours de l'Antiquité et du Moyen Âge, on retrouve des références au magnétisme dans diverses cultures et traditions. En Grèce antique, les médecins et les philosophes, tels qu'Hippocrate et Platon, évoquaient l'importance de l'énergie vitale dans le maintien de la santé et la guérison des maladies. Les guérisseurs de la tradition celtique utilisaient l'imposition des mains et les prières pour canaliser l'énergie vitale et soigner les personnes souffrantes. Au Moyen Âge, les médecins arabes, tels qu'Avicenne, développaient des théories sur l'énergie vitale et son rôle dans la guérison, en s'appuyant sur les enseignements de la médecine grecque et persane.

L'émergence du magnétisme moderne a commencé à prendre forme au XVIIIe siècle, avec des figures importantes comme Franz Anton Mesmer, un médecin autrichien qui a développé la théorie du "magnétisme animal". Selon Mesmer, l'énergie vitale, qu'il appelait le "fluide magnétique", pouvait être manipulée pour guérir les maladies et rétablir l'équilibre du corps. Bien que ses méthodes aient été controversées à l'époque, Mesmer a jeté les bases du magnétisme moderne et a inspiré de nombreux praticiens ultérieurs.

Au XIXe et au début du XXe siècle, le magnétisme a continué à se développer, avec des figures importantes comme le Dr. John Elliotson, un médecin britannique qui a popularisé l'utilisation du magnétisme dans le traitement des maladies et des troubles nerveux. D'autres praticiens, tels que James Braid et Hippolyte Bernheim, ont contribué à l'évolution du magnétisme en développant la pratique de l'hypnose, qui est étroitement liée à la manipulation de l'énergie vitale.

Au XXe siècle, le magnétisme a connu une renaissance grâce à des chercheurs et des praticiens tels que le Dr. Wilhelm Reich et Barbara Brennan. Reich a développé la théorie de l'orgone, une forme d'énergie vitale qui, selon lui, était responsable de la santé et du bien-être. Brennan, quant à elle, est une guérisseuse énergétique renommée et auteure de livres influents sur la thérapie par les champs d'énergie humaine.

Aujourd'hui, le magnétisme est considéré comme une pratique complémentaire et alternative qui s'intègre bien avec la médecine conventionnelle. De nombreux guérisseurs énergétiques combinent le magnétisme avec d'autres pratiques holistiques, telles que la réflexologie, la chiropraxie et l'aromathérapie, pour offrir une approche globale de la guérison.

Il est intéressant de noter que, bien que le magnétisme soit une pratique ancienne, la science moderne commence à peine à explorer et à comprendre les mécanismes qui sous-tendent cette méthode de guérison. Les recherches récentes en biophysique et en médecine quantique ont commencé à mettre en lumière les processus énergétiques et les interactions subtiles qui se produisent au niveau cellulaire et moléculaire lors de la guérison par le magnétisme.

L'histoire du magnétisme est un récit fascinant qui englobe des milliers d'années et de nombreuses cultures et traditions. La pratique du magnétisme a évolué et s'est développée au fil des siècles, et aujourd'hui, elle est reconnue comme une méthode précieuse et efficace pour favoriser la guérison et le bien-être. En tant que magnétiseurs en herbe, il est important de connaître et d'honorer l'histoire et les origines de notre pratique, afin de mieux appréhender notre rôle en tant que guérisseurs énergétiques dans le monde moderne.

# Chapitre 5 : Les différents types de magnétisme : biomagnétisme, géomagnétisme et autres

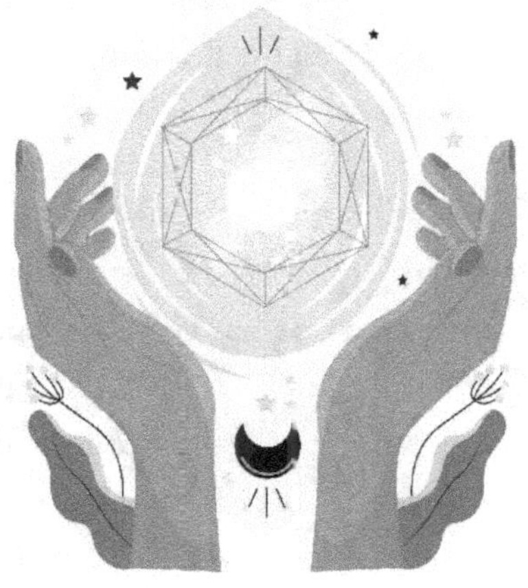

Le magnétisme est un vaste domaine qui englobe diverses pratiques et techniques. Dans ce chapitre, nous allons explorer les différents types de magnétisme, notamment le biomagnétisme, le géomagnétisme et d'autres formes, afin de mieux comprendre les nuances de cette discipline de guérison énergétique.

Le biomagnétisme, également connu sous le nom de magnétisme humain, est une pratique qui se concentre sur l'énergie vitale présente dans le corps humain. Les magnétiseurs qui pratiquent le biomagnétisme utilisent leurs mains pour canaliser et transmettre l'énergie vitale afin de rétablir l'équilibre énergétique, favoriser la guérison et soulager divers maux physiques et émotionnels. Cette approche du magnétisme est basée sur l'idée que les déséquilibres énergétiques dans le corps peuvent entraîner des problèmes de santé et que la manipulation de l'énergie vitale peut aider à rétablir cet équilibre et à favoriser la guérison.

Le géomagnétisme est une autre forme de magnétisme qui se concentre sur l'énergie vitale présente dans la Terre. La Terre elle-même est un puissant aimant naturel, et les magnétiseurs qui pratiquent le géomagnétisme cherchent à tirer parti de cette énergie pour favoriser la guérison et le bien-être. Les techniques de géomagnétisme peuvent inclure l'utilisation de pierres, de cristaux et d'autres objets naturels pour canaliser et amplifier l'énergie magnétique terrestre. Certains magnétiseurs géomagnétiques travaillent également avec les lignes telluriques, les courants énergétiques naturels qui traversent la Terre, afin de rétablir l'équilibre énergétique et la santé.

En plus du biomagnétisme et du géomagnétisme, il existe de nombreuses autres formes de magnétisme, chacune ayant ses propres techniques et approches uniques. Voici quelques-unes des formes les plus courantes et les plus intéressantes :

1. **Le magnétisme animal** : Comme mentionné précédemment, le concept de magnétisme animal a été popularisé par Franz Anton Mesmer au XVIIIe siècle. Le magnétisme animal se concentre sur l'idée que tous les êtres vivants possèdent un fluide magnétique universel qui peut être manipulé pour favoriser la guérison et le bien-être.

2. **Le magnétisme spirituel** : Le magnétisme spirituel est une pratique qui se concentre sur l'énergie vitale présente dans l'univers et sur la connexion entre le corps, l'esprit et l'âme. Les magnétiseurs spirituels utilisent des techniques de méditation, de prière et d'imposition des mains pour canaliser l'énergie universelle et faciliter la guérison énergétique.

3. **Le magnétisme radiesthésique** : La radiesthésie est l'art de détecter les énergies subtiles à l'aide d'instruments tels que les pendules et les baguettes de sourcier. Les

magnétiseurs radiesthésiques utilisent ces outils pour détecter les déséquilibres énergétiques et les blocages dans le corps et l'environnement, puis travaillent à rétablir l'équilibre en manipulant l'énergie vitale. Ils peuvent également utiliser des instruments radiesthésiques pour identifier les sources d'énergie géomagnétique bénéfiques et les exploiter pour la guérison.

4. **Le magnétisme cristallin** : Le magnétisme cristallin est une forme de thérapie énergétique qui utilise des cristaux et des pierres précieuses pour canaliser et amplifier l'énergie vitale. Les magnétiseurs cristallins croient que les cristaux possèdent des propriétés énergétiques uniques et peuvent être utilisés pour équilibrer les centres énergétiques du corps, appelés chakras, et favoriser la guérison.

5. **Le magnétisme Reiki** : Le Reiki est une forme de thérapie énergétique japonaise qui implique l'imposition des mains pour canaliser l'énergie vitale universelle, appelée "ki" en japonais. Bien que le Reiki ne soit pas strictement une forme de magnétisme, il partage de nombreuses similitudes avec les autres types de magnétisme, notamment la

manipulation de l'énergie vitale pour favoriser la guérison et le bien-être.

6. **Le magnétisme quantique** : Le magnétisme quantique est une approche moderne et scientifique de la guérison énergétique basée sur les principes de la physique quantique. Les magnétiseurs quantiques utilisent des techniques de visualisation, de méditation et de focalisation de l'intention pour influencer les processus énergétiques au niveau subatomique et favoriser la guérison et le bien-être.

7. **Le magnétisme pranique** : Le magnétisme pranique est une forme de thérapie énergétique basée sur le concept de "prana", l'énergie vitale qui imprègne tous les êtres vivants selon les traditions de l'Inde. Les magnétiseurs praniques utilisent des techniques de respiration, de méditation et d'imposition des mains pour manipuler et équilibrer l'énergie pranique dans le corps et favoriser la guérison.

Le magnétisme est un domaine vaste et diversifié qui englobe de nombreuses approches et techniques différentes pour la guérison énergétique. Le biomagnétisme, le géomagnétisme, le magnétisme animal, le magnétisme spirituel, le magnétisme radiesthésique, le magnétisme cristallin, le magnétisme Reiki, le magnétisme quantique et le magnétisme pranique ne sont que quelques-unes des nombreuses formes de magnétisme qui existent. En tant que magnétiseur en devenir, il est important d'explorer et de comprendre ces différentes approches pour trouver celle qui résonne le mieux avec vous et vous permet de développer vos propres compétences et talents uniques en tant que guérisseur énergétique.

# Chapitre 6 : Les outils du magnétiseur : pendules, baguettes, cristaux et plus

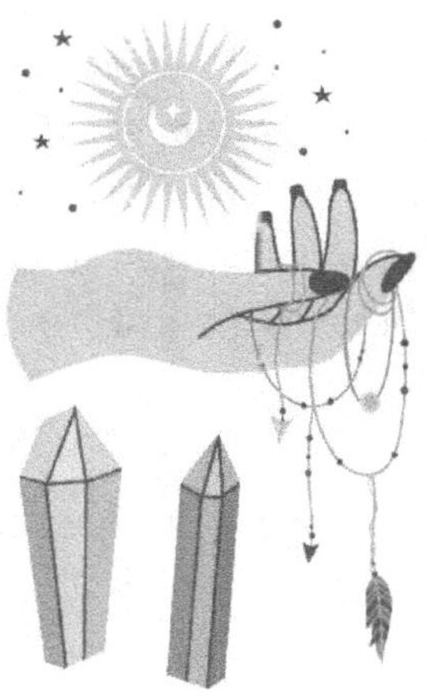

En tant que magnétiseur, il est essentiel de connaître et de maîtriser les différents outils qui peuvent être utilisés pour faciliter et amplifier le processus de guérison énergétique. Dans ce chapitre, nous explorerons les principaux outils utilisés par les magnétiseurs, y compris les pendules, les baguettes, les cristaux et d'autres accessoires, ainsi que leurs applications spécifiques dans la pratique du magnétisme.

### Pendules

Les pendules sont l'un des outils les plus couramment utilisés par les magnétiseurs pour détecter et mesurer les champs énergétiques, ainsi que pour localiser les déséquilibres et les blocages énergétiques. Un pendule est généralement constitué d'un poids suspendu à une chaîne ou un cordon, et il peut être fabriqué à partir de différents matériaux, tels que le métal, le cristal ou le bois. En tenant le pendule par la chaîne et en le laissant osciller librement, les magnétiseurs peuvent observer les mouvements du pendule pour déterminer la présence et la qualité de l'énergie dans une zone spécifique du corps ou de l'environnement.

### Baguettes

Les baguettes, également connues sous le nom de baguettes de radiesthésie, sont utilisées par les magnétiseurs pour localiser et manipuler les sources d'énergie géomagnétique et biomagnétique. Les baguettes sont généralement fabriquées à partir de matériaux conducteurs, tels que le cuivre ou le laiton, et sont conçues pour être sensibles aux champs énergétiques. En tenant les baguettes par les poignées et en les laissant se déplacer librement, les magnétiseurs peuvent suivre les mouvements des baguettes pour identifier les sources d'énergie et les zones de blocage énergétique.

### Cristaux

Les cristaux et les pierres précieuses sont utilisés par de nombreux magnétiseurs pour canaliser et amplifier l'énergie vitale lors des séances de guérison énergétique. Chaque cristal possède des propriétés énergétiques uniques qui peuvent être utilisées pour équilibrer et harmoniser les centres énergétiques du corps, appelés chakras. Les cristaux peuvent être utilisés seuls ou en combinaison avec d'autres outils, tels que les pendules et les baguettes, pour renforcer l'efficacité du processus de guérison.

### Mains

Les mains sont l'un des outils les plus importants et les plus puissants dont disposent les magnétiseurs. La capacité de canaliser et de manipuler l'énergie vitale à travers les mains est une compétence fondamentale pour les magnétiseurs, et la pratique régulière de techniques telles que l'imposition des mains et la méditation peut aider à renforcer cette connexion énergétique. Les mains sont également utilisées pour la détection tactile des déséquilibres et des blocages énergétiques, ainsi que pour la transmission d'énergie curative directement dans le corps du patient.

### Autres accessoires

En plus des outils mentionnés ci-dessus, les magnétiseurs peuvent également utiliser une variété d'autres accessoires pour soutenir leur pratique et améliorer leur connexion avec l'énergie vitale. Parmi ces accessoires, on peut citer :

- **Les huiles essentielles** : Les huiles essentielles sont souvent utilisées par les magnétiseurs pour favoriser la relaxation, équilibrer les énergies et renforcer l'intention de guérison. Chaque huile essentielle possède des propriétés uniques qui peuvent être utilisées pour soutenir le processus de guérison énergétique. Par exemple, la lavande est connue pour ses propriétés apaisantes et relaxantes, tandis que le romarin peut aider à stimuler l'énergie et la clarté mentale.

- **Les cartes énergétiques** : Les cartes énergétiques, également appelées cartes de chakras ou cartes d'aura, sont des outils visuels utilisés par les magnétiseurs pour identifier et évaluer les schémas énergétiques du corps. Les cartes énergétiques peuvent être dessinées à la main ou générées par ordinateur et servent de guide pour localiser les zones de déséquilibre et de blocage énergétique.

- **La musique** : La musique est souvent utilisée par les magnétiseurs pour créer une ambiance propice à la guérison et à la relaxation. Les fréquences sonores et les vibrations de la musique peuvent aider à aligner et à équilibrer les énergies du corps, facilitant ainsi le processus de guérison énergétique.

- **Les coussins et les tapis de méditation** : Les coussins et les tapis de méditation sont des accessoires utiles pour les magnétiseurs, car ils offrent un espace confortable et soutenant pour la méditation et les séances de guérison énergétique. Un espace bien conçu et confortable peut aider à faciliter la détente et à renforcer l'intention de guérison.

- **Les livres et les supports pédagogiques** : Les livres et les supports pédagogiques sur le magnétisme et la guérison énergétique sont d'excellentes ressources pour les magnétiseurs qui cherchent à approfondir leurs connaissances et à affiner leurs compétences. Les magnétiseurs peuvent se référer à ces ressources pour en apprendre davantage sur les différentes techniques, les outils et les approches qui peuvent être utilisés pour améliorer leur pratique du magnétisme.

Les outils du magnétiseur sont variés et peuvent être adaptés en fonction des besoins et des préférences de chaque praticien. En expérimentant et en travaillant avec différents outils, les magnétiseurs peuvent développer leur compréhension et leur maîtrise de l'énergie vitale, améliorant ainsi leur capacité à faciliter la guérison énergétique pour eux-mêmes et pour les autres.

# Chapitre 7 : Comment développer votre sensibilité énergétique

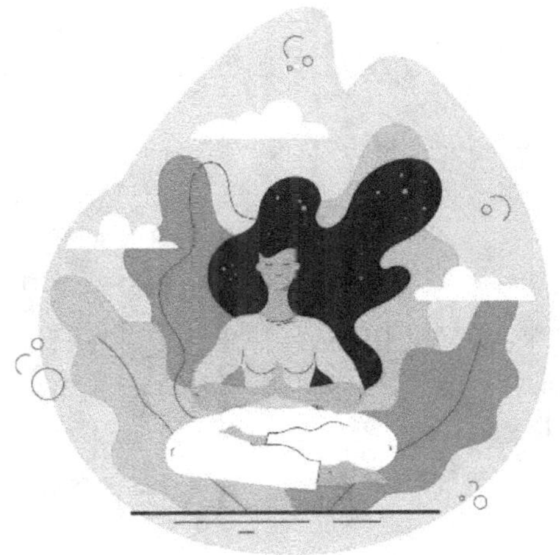

Pour devenir un magnétiseur efficace, il est crucial de développer votre sensibilité énergétique. Cela vous permettra de percevoir, ressentir et interagir avec l'énergie vitale qui vous entoure.

Voici quelques conseils pour renforcer votre sensibilité énergétique et améliorer votre pratique du magnétisme.

### *Méditez régulièrement*

La méditation est un outil puissant pour développer votre conscience de l'énergie et votre capacité à la ressentir. En méditant régulièrement, vous apprendrez à calmer votre esprit et à vous concentrer sur votre ressenti intérieur, ce qui facilitera la perception des subtiles fluctuations énergétiques.

### *Pratiquez l'ancrage*

L'ancrage est une technique qui consiste à vous connecter à l'énergie de la Terre pour renforcer votre équilibre énergétique. Pour pratiquer l'ancrage, imaginez des racines s'étendant de vos pieds jusqu'au centre de la Terre, et visualisez l'énergie terrestre qui monte dans votre corps, vous nourrissant et vous stabilisant.

### *Cultivez la pleine conscience*

La pleine conscience est une pratique qui consiste à porter une attention bienveillante et non critique à vos pensées, vos sensations et vos émotions. En développant cette habitude, vous apprendrez à mieux ressentir les énergies qui vous entourent et à mieux comprendre leur influence sur votre bien-être.

## *Expérimentez avec les techniques énergétiques*

Il existe de nombreuses techniques énergétiques que vous pouvez explorer pour développer votre sensibilité, telles que le Reiki, le Qi Gong ou le yoga. En expérimentant diverses pratiques, vous découvrirez celles qui résonnent le plus avec vous et qui vous aident à renforcer votre connexion avec l'énergie vitale.

## *Faites confiance à votre intuition*

L'intuition est un outil précieux pour percevoir l'énergie et guider votre pratique du magnétisme. En faisant confiance à votre intuition, vous pourrez mieux comprendre les besoins énergétiques de vous-même et des autres, et adapter votre approche en conséquence.

## *Soyez attentif à vos perceptions physiques et émotionnelles*

L'énergie vitale peut se manifester de différentes manières, y compris à travers des sensations physiques telles que la chaleur, le froid ou les picotements, et des émotions comme la joie, la tristesse ou la colère. En prêtant attention à ces manifestations, vous développerez votre capacité à percevoir et à interpréter l'énergie qui vous entoure.

## *Pratiquez régulièrement*

Comme pour toute compétence, la pratique régulière est essentielle pour développer votre sensibilité énergétique. Plus vous vous entraînerez à ressentir et à travailler avec l'énergie vitale, plus vous deviendrez compétent dans ce domaine.

En suivant ces conseils et en vous engageant dans un processus d'apprentissage continu, vous développerez progressivement votre sensibilité énergétique et améliorerez votre capacité à pratiquer le magnétisme. N'oubliez pas que chaque individu est unique et que votre cheminement sera différent de celui des autres. Soyez patient et indulgent envers vous-même, et n'hésitez pas à chercher des conseils et du soutien auprès de personnes partageant les mêmes centres d'intérêt ou de professionnels du domaine. En persévérant, vous serez en mesure de développer votre sensibilité énergétique et d'utiliser pleinement vos talents de magnétiseur pour aider à soigner et équilibrer l'énergie de ceux qui en ont besoin.

# Partie II : Place à la pratique

# Chapitre 8 : Techniques de base pour débuter en magnétisme

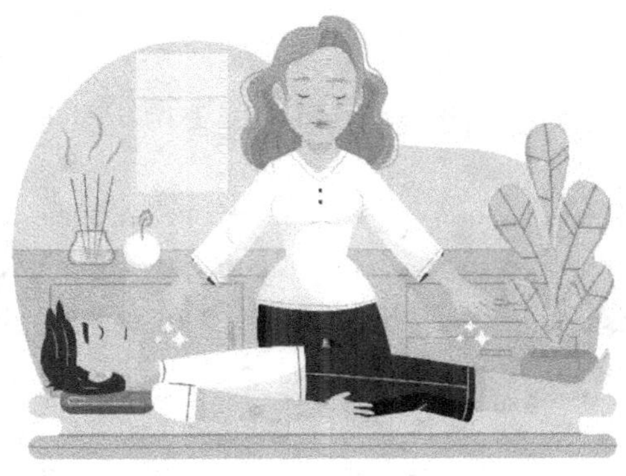

Dans ce chapitre, nous aborderons des techniques concrètes pour vous initier au magnétisme et développer vos compétences en tant que magnétiseur. Nous vous guiderons à travers une séance type de magnétisme pour vous aider à comprendre le processus et les différentes étapes impliquées.

## 1. Préparation de l'environnement

Avant de commencer une séance de magnétisme, il est essentiel de préparer l'environnement dans lequel vous allez travailler. Assurez-vous que la pièce est propre, bien rangée et calme. Vous pouvez utiliser des huiles essentielles, de l'encens ou des bougies pour créer une atmosphère relaxante. Il est également important de veiller à ce que la température de la pièce soit confortable pour vous et la personne que vous traitez.

## 2. Préparation du magnétiseur

Avant de commencer la séance, prenez quelques instants pour vous préparer mentalement et énergétiquement. Pratiquez quelques exercices de respiration profonde pour vous centrer et vous détendre. Vous pouvez également vous ancrer en visualisant une connexion profonde avec la Terre et en vous concentrant sur votre intention de guérir.

## 3. Présentation et intention

Lorsque vous êtes prêt à commencer la séance, asseyez-vous confortablement face à la personne que vous allez traiter. Discutez avec elle de ses besoins, de ses attentes et de ce qu'elle souhaite obtenir de la séance. Établissez ensemble une intention claire pour la séance de magnétisme. Cette intention peut être, par exemple, de soulager une douleur spécifique, de rétablir l'équilibre énergétique ou de favoriser la relaxation.

# 4. Détection des déséquilibres énergétiques

Pour détecter les déséquilibres énergétiques, commencez par passer vos mains au-dessus du corps de la personne, sans la toucher, à une distance d'environ 5 à 10 centimètres. Ressentez les fluctuations énergétiques et identifiez les zones où l'énergie semble bloquée ou déséquilibrée.

# 5. Technique de l'imposition des mains

Lorsque vous avez identifié les zones nécessitant un traitement, vous pouvez commencer à appliquer la technique de l'imposition des mains. Placez vos mains sur ou à proximité de la zone concernée, en visualisant l'énergie qui circule de vos mains vers le corps de la personne. Ressentez l'échange d'énergie et ajustez la position de vos mains si nécessaire pour favoriser une meilleure circulation de l'énergie.

# 6. Balayage énergétique

Le balayage énergétique peut être utilisé pour nettoyer les énergies stagnantes ou négatives du corps de la personne. Placez vos mains à quelques centimètres du corps et déplacez-les lentement du haut de la tête jusqu'aux pieds. Concentrez-vous sur les zones où vous avez détecté des déséquilibres et travaillez jusqu'à ce que vous sentiez que l'énergie circule plus librement.

## 7. Harmonisation des chakras

Après avoir traité les zones spécifiques, vous pouvez travailler sur l'harmonisation des chakras. Commencez par le chakra racine situé à la base de la colonne vertébrale et montez progressivement vers le chakra couronne situé au sommet de la tête. Pour chaque chakra, placez vos mains à proximité et concentrez-vous sur la couleur et l'énergie associées à ce centre énergétique. Visualisez l'énergie qui circule librement à travers chaque chakra et travaillez à débloquer ou équilibrer l'énergie si nécessaire.

## 8. Fermeture de la séance

Lorsque vous avez terminé le travail énergétique, prenez un moment pour fermer la séance en remerciant la personne pour sa confiance et sa participation. Encouragez-la à partager ses ressentis et ses expériences pendant la séance. Il est également important de discuter des mesures de suivi, telles que des exercices d'ancrage ou de respiration à pratiquer à la maison, pour maintenir l'équilibre énergétique.

## 9. Nettoyage énergétique

Après la séance, il est essentiel de nettoyer l'énergie résiduelle et de vous déconnecter de la personne que vous avez traitée. Pour ce faire, visualisez un cordon énergétique qui vous relie à la personne et imaginez-le se dissoudre lentement. Vous pouvez également pratiquer des techniques d'ancrage et de respiration pour vous recentrer et éliminer toute énergie résiduelle.

## 10. Auto-soin et développement

En tant que magnétiseur, il est important de prendre soin de vous-même et de continuer à développer vos compétences et votre sensibilité énergétique. Pratiquez régulièrement des exercices de méditation, d'ancrage et de respiration pour maintenir votre équilibre énergétique et renforcer votre connexion à l'énergie universelle. De plus, n'hésitez pas à participer à des ateliers, des formations ou des groupes de soutien pour approfondir vos connaissances et échanger avec d'autres praticiens.

Ce chapitre a présenté une séance type de magnétisme et les techniques de base pour débuter en tant que magnétiseur. En vous familiarisant avec ces méthodes et en les pratiquant régulièrement, vous développerez progressivement votre sensibilité énergétique et votre aptitude à travailler avec le magnétisme. N'oubliez pas que la pratique et l'expérience sont essentielles pour progresser dans cette discipline, alors soyez patient et persévérant dans votre apprentissage.

Dans les prochains chapitres, nous allons voir plus en détail certaines partie que nous venons de voir, afin de vous donné les clés pour le réaliser vous-même.

# Chapitre 9 : Détection des déséquilibres énergétiques

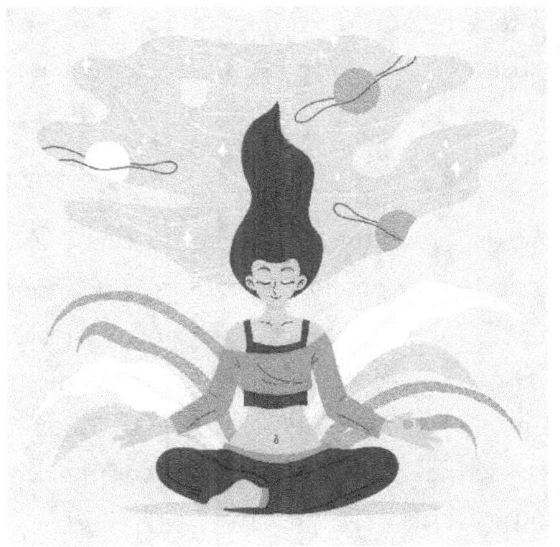

La détection des déséquilibres énergétiques est une étape cruciale dans le processus de guérison par le magnétisme. Ces déséquilibres peuvent être la cause de nombreux problèmes de santé, tant physiques qu'émotionnels. Dans ce chapitre, nous aborderons différentes méthodes pour identifier et localiser les déséquilibres énergétiques afin de pouvoir les traiter efficacement.

# Sensibilité énergétique personnelle

La première méthode pour détecter les déséquilibres énergétiques consiste à utiliser votre propre sensibilité énergétique. Vous pouvez développer cette compétence en pratiquant régulièrement la méditation et en vous concentrant sur les sensations de votre corps. Avec le temps, vous apprendrez à ressentir les fluctuations d'énergie dans votre corps et à les interpréter.

Lorsque vous travaillez avec un client, essayez de ressentir intuitivement les zones où l'énergie est bloquée ou déséquilibrée. Vous pouvez ressentir des sensations de chaleur, de froid, de picotements ou de pression. Faites confiance à votre intuition et n'hésitez pas à poser des questions à votre client pour confirmer vos impressions.

L'écoute attentive de votre client est essentielle pour détecter les déséquilibres énergétiques. Prenez le temps de discuter avec votre client et de comprendre ses problèmes de santé, ses préoccupations émotionnelles et ses antécédents. Ces informations vous aideront à cerner les domaines susceptibles de présenter des déséquilibres énergétiques.

## Utilisation du pendule

Le pendule est un outil précieux pour détecter les déséquilibres énergétiques. Tenez le pendule au-dessus de chaque chakra du client et observez ses mouvements. Un mouvement circulaire dans le sens des aiguilles d'une montre indique généralement un chakra équilibré et ouvert, tandis qu'un mouvement circulaire dans le sens inverse des aiguilles d'une montre indique un chakra déséquilibré ou fermé.

## Scannage énergétique avec les mains

Le scannage énergétique avec les mains est une autre technique efficace pour détecter les déséquilibres énergétiques. Placez vos mains à quelques centimètres du corps de votre client et déplacez-les lentement du sommet de la tête jusqu'aux pieds. Soyez attentif aux sensations ressenties dans vos mains, telles que la chaleur, le froid ou les vibrations. Ces sensations peuvent indiquer des zones de déséquilibre énergétique.

## Observation visuelle

Enfin, l'observation visuelle peut également révéler des déséquilibres énergétiques. Examinez attentivement le corps de votre client et notez tout signe de tension, de douleur ou d'inconfort. Les zones de rougeur, d'enflure ou de décoloration de la peau peuvent également indiquer des problèmes énergétiques sous-jacents.

Voici quelques conseils pour améliorer votre capacité à détecter les déséquilibres énergétiques :

- Pratiquez régulièrement

- Pratiquez régulièrement la méditation et les exercices de sensibilisation énergétique pour affiner votre intuition et votre perception des énergies.

- Restez ouvert et réceptif aux informations que vous recevez, même si elles peuvent sembler étranges ou inhabituelles au début.

- N'hésitez pas à demander des informations supplémentaires à votre client pour confirmer vos impressions et mieux comprendre leur situation.

- Lorsque vous travaillez avec un client, créez un environnement calme et paisible qui favorise la détente et la connexion avec les énergies subtiles.

- Prenez des notes après chaque séance pour suivre vos progrès et affiner vos compétences en détection des déséquilibres énergétiques.

En maîtrisant ces techniques de détection des déséquilibres énergétiques, vous serez en mesure de mieux comprendre les besoins de vos clients et de leur offrir des soins plus efficaces. Plus vous pratiquerez et développerez votre sensibilité énergétique, plus il vous sera facile de repérer et d'adresser les déséquilibres énergétiques chez vos clients.

La détection des déséquilibres énergétiques est une compétence essentielle pour tout magnétiseur en herbe. En développant votre sensibilité énergétique et en vous familiarisant avec les différentes techniques de détection, vous serez en mesure de fournir des soins plus efficaces et ciblés à vos clients. N'oubliez pas que la pratique régulière est la clé pour améliorer vos compétences et gagner en confiance dans votre travail en tant que magnétiseur.

# Chapitre 10 : Les différentes impositions des mains et les gestes contacts

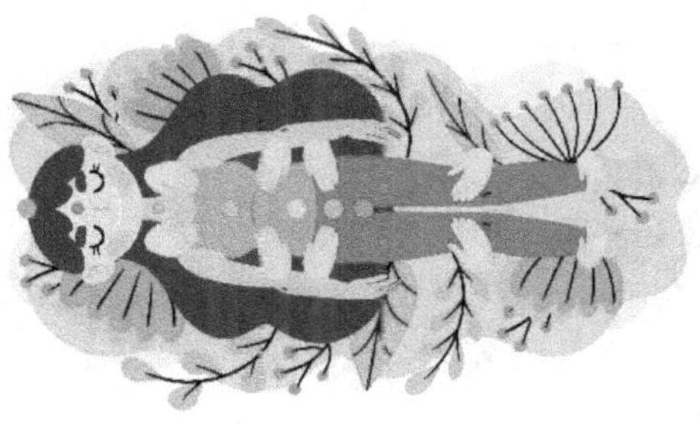

L'imposition des mains est une technique essentielle du magnétisme et constitue le cœur de la pratique. Dans ce chapitre, nous examinerons les différentes impositions des mains et les gestes contacts utilisés par les magnétiseurs pour transmettre l'énergie et favoriser la guérison.

## Imposition des mains directe

L'imposition des mains directe est la méthode la plus courante en magnétisme. Elle consiste à poser les mains sur le corps de la personne recevant le soin, en se concentrant sur les zones spécifiques où l'énergie doit être équilibrée ou renforcée. Les mains sont généralement posées à plat, avec les doigts légèrement écartés, permettant ainsi une meilleure transmission de l'énergie.

## Imposition des mains indirecte

L'imposition des mains indirecte, également connue sous le nom de magnétisme à distance, est pratiquée lorsque le contact physique n'est pas possible ou souhaitable. Dans cette méthode, les mains sont placées à quelques centimètres au-dessus du corps de la personne, créant un champ énergétique entre les mains du praticien et le corps du receveur. L'énergie est ainsi transmise sans contact direct. La distance est généralement de 5 à 10cm.

## Les passes magnétiques

Les passes magnétiques sont un ensemble de mouvements et de gestes effectués par le magnétiseur pour déplacer et harmoniser l'énergie dans le corps du receveur. Ces gestes peuvent inclure des balayages énergétiques, des mouvements circulaires, et des pressions légères. Les passes magnétiques sont souvent utilisées en combinaison avec l'imposition des mains directe ou indirecte pour renforcer l'efficacité du traitement.

## Les gestes contacts spécifiques

Certains gestes contacts sont spécifiquement conçus pour travailler sur des zones ou des problèmes particuliers. Par exemple, le geste du "pistolet" consiste à pointer le pouce, l'index et le majeur vers la zone à traiter, concentrant ainsi l'énergie et augmentant la précision du traitement. D'autres gestes spécifiques incluent les pressions avec les doigts, les effleurements et les tapotements.

## L'importance de l'intention et de la connexion

L'efficacité de l'imposition des mains et des gestes contacts dépend en grande partie de l'intention et de la connexion du magnétiseur. Il est essentiel d'établir une intention claire de guérison et d'être pleinement présent lors de la séance. En outre, la connexion émotionnelle et énergétique avec la personne recevant le soin est cruciale pour permettre à l'énergie de circuler librement et de manière optimale. De même, si la personne n'est absolument pas respective, il sera bien plus difficile de la soigner. Il faut donc être connecter en quelques sortes avec son patient.

# Adapter les techniques aux besoins individuels

Chaque personne est unique, et il est important d'adapter les techniques d'imposition des mains et les gestes contacts aux besoins et au ressenti de chaque individu. Les magnétiseurs expérimentés apprennent à être attentifs aux signes subtils du corps et de l'énergie pour ajuster leur approche et fournir un soin sur mesure.

L'imposition des mains et les gestes contacts sont des éléments fondamentaux de la pratique du magnétisme. En maîtrisant ces techniques et en les adaptant aux besoins individuels, les magnétiseurs peuvent transmettre efficacement l'énergie vitale et favoriser la guérison de leurs clients. N'hésitez pas à expérimenter et à pratiquer ces méthodes pour développer votre propre style et approche du magnétisme, en gardant toujours à l'esprit l'intention de guérison et la connexion énergétique avec la personne que vous traitez.

# Chapitre 11 : Comment réaliser le balayage énergétique

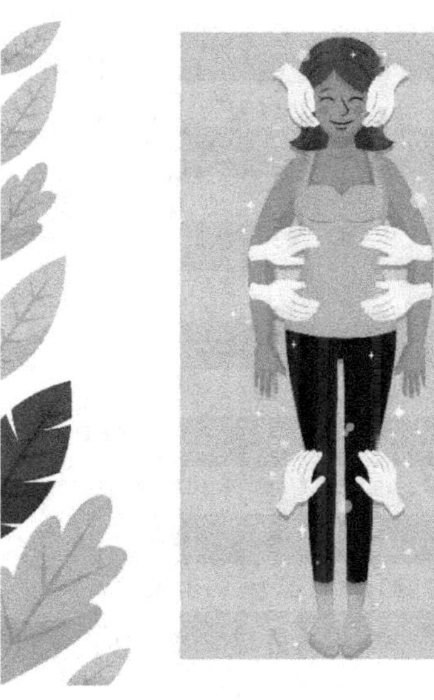
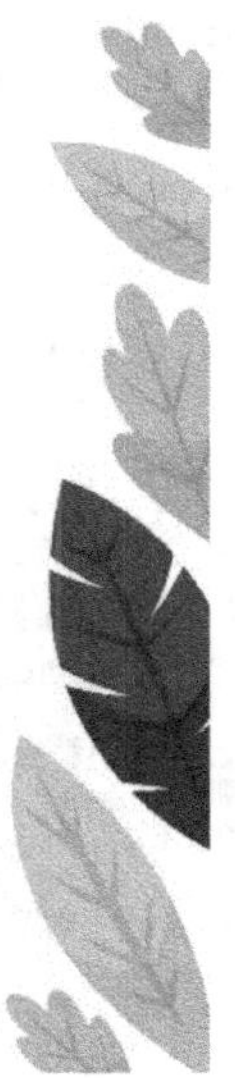

Le balayage énergétique est une technique essentielle dans la pratique du magnétisme. Il permet de détecter et de corriger les déséquilibres énergétiques dans le corps d'une personne. Dans ce chapitre, nous allons voir comment réaliser un balayage énergétique étape par étape. Certaines étapes sont les mêmes que lors d'une séance type, que nous avons étudié au chapitre 8.

## Préparation de la séance

Avant de commencer le balayage énergétique, assurez-vous que votre espace de travail est calme et propice à la détente. Invitez votre client à s'allonger sur une table de massage ou à s'asseoir confortablement sur une chaise. Prenez un moment pour vous centrer et vous connecter à votre intuition.

## Connexion à l'énergie universelle

Avant de commencer le balayage énergétique, il est important de vous connecter à l'énergie universelle. Fermez les yeux, respirez profondément et imaginez une lumière blanche brillante qui descend du ciel, traverse votre tête et remplit tout votre corps. Sentez cette énergie vous entourer et vous protéger.

## Positionnement des mains

Le balayage énergétique se fait généralement avec les mains placées à quelques centimètres au-dessus du corps du client. Commencez par placer vos mains au niveau de la tête du client, les paumes vers le bas.

Veillez à ne pas toucher physiquement le client, afin de ne pas perturber le flux d'énergie.

## Balayage du corps

Déplacez lentement vos mains vers le bas du corps, en suivant le contour de la silhouette du client.

Pendant ce processus, soyez attentif à toutes les sensations que vous pourriez ressentir dans vos mains, telles que la chaleur, le froid, les picotements ou la pression. Ces sensations peuvent indiquer la présence de déséquilibres énergétiques.

## Identification des déséquilibres énergétiques

Lorsque vous détectez un déséquilibre énergétique, prenez note de sa localisation et de la sensation ressentie. Par exemple, vous pourriez ressentir une sensation de froid au niveau du plexus solaire, ce qui pourrait indiquer un blocage énergétique dans cette zone.

Une fois que vous avez identifié les déséquilibres énergétiques, vous pouvez commencer à les corriger en utilisant différentes techniques de magnétisme, telles que l'imposition des mains, la projection d'énergie ou la visualisation. Travaillez avec intention et visualisez l'énergie bloquée se dissipant et l'équilibre énergétique se rétablissant.

Après avoir corrigé les déséquilibres énergétiques, effectuez un dernier balayage énergétique pour vous assurer que l'énergie circule librement dans tout le corps du client. Si vous détectez encore des déséquilibres, répétez les étapes de correction jusqu'à ce que vous sentiez que l'énergie est équilibrée.

## Clôture de la séance

Une fois le balayage énergétique terminé, remerciez l'énergie universelle et déconnectez-vous en visualisant la lumière blanche qui vous entoure retourner vers le ciel. Prenez quelques instants pour vous recentrer et vous ancrer. Invitez ensuite votre client à prendre conscience de son corps et à revenir lentement à un état d'éveil. Discutez avec lui de ce que vous avez ressenti pendant le balayage énergétique et des éventuels déséquilibres que vous avez détectés et corrigés. Encouragez-le à partager ses impressions et ses ressentis pendant la séance.

Le balayage énergétique est une technique précieuse pour les magnétiseurs, qui permet de détecter et de corriger les déséquilibres énergétiques dans le corps d'une personne. En suivant les étapes décrites dans ce chapitre, vous serez en mesure de réaliser un balayage énergétique efficace et d'aider vos clients à retrouver un état d'équilibre et de bien-être.

# Chapitre 12 : Comment harmoniser les chakras

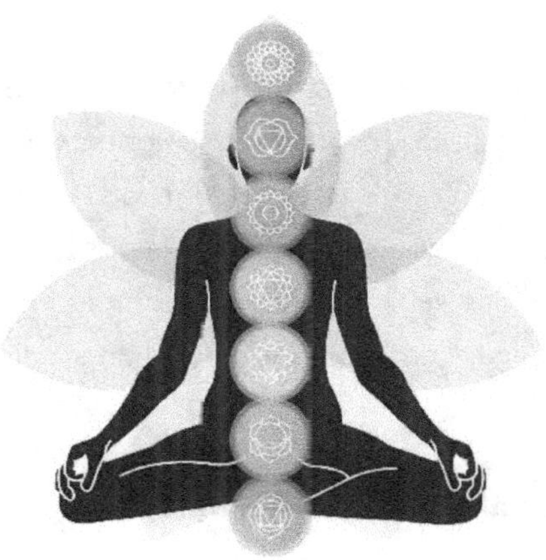

L'harmonisation des chakras est une étape essentielle dans la pratique du magnétisme, car elle permet de rétablir l'équilibre énergétique du corps et de libérer les blocages émotionnels. Dans ce chapitre, nous verrons comment harmoniser les chakras en utilisant la technique de l'imposition des mains et en travaillant avec l'énergie de chaque chakra.

## Connaissance des chakras

Avant de commencer l'harmonisation des chakras, il est important de bien connaître les sept chakras principaux, leur emplacement, leurs fonctions, ainsi que les couleurs et les éléments qui leur sont associés. Cela vous permettra de mieux comprendre les déséquilibres énergétiques et de choisir les bonnes techniques pour les traiter.

Les sept chakras principaux sont des centres énergétiques situés le long de la colonne vertébrale. Ils sont responsables de la circulation de l'énergie vitale, également appelée prana ou chi, à travers le corps. Voici un aperçu des sept chakras, leur emplacement, leurs fonctions, leurs couleurs et les éléments qui leur sont associés :

1.  **Chakra racine (Muladhara)** :
    Emplacement : Base de la colonne vertébrale
    Fonction : Ancrage, sécurité, survie et
    instincts de base
    Couleur : Rouge
    Élément : Terre

2.  **Chakra sacré (Svadhisthana)** :
    Emplacement : Sous le nombril, au-dessus du
    pubis
    Fonction : Sexualité, créativité, émotions et
    relations
    Couleur : Orange
    Élément : Eau

3. **Chakra du plexus solaire (Manipura) :**
Emplacement : Entre le nombril et le sternum
Fonction : Pouvoir personnel, volonté, estime
de soi et digestion
Couleur : Jaune
Élément : Feu

4. **Chakra du cœur (Anahata) :**
Emplacement : Au centre de la poitrine,
niveau du cœur
Fonction : Amour, compassion, empathie et
guérison
Couleur : Vert (parfois rose pour l'amour
inconditionnel)
Élément : Air

5. **Chakra de la gorge (Vishuddha) :**
Emplacement : Gorge, au niveau de la
thyroïde
Fonction : Communication, expression et
vérité
Couleur : Bleu clair
Élément : Éther (espace)

6. **Chakra du troisième œil (Ajna) :**
Emplacement : Entre les sourcils, légèrement
au-dessus
Fonction : Intuition, clairvoyance,

imagination et sagesse
Couleur : Indigo (bleu foncé)
Élément : Lumière

7. **Chakra couronne (Sahasrara) :**
   Emplacement : Sommet de la tête Fonction :
   Spiritualité, éveil et connexion à l'Univers
   Couleur : Violet (parfois blanc)
   Élément : Aucun élément spécifique,
   représente la pure conscience

Chaque chakra a des caractéristiques uniques qui influencent notre bien-être émotionnel, physique et spirituel. Lorsqu'ils sont équilibrés, les chakras permettent à l'énergie de circuler librement dans notre corps, favorisant la santé et l'harmonie intérieure.

## Préparation à l'harmonisation et connexion à l'énergie

Assurez-vous que vous êtes dans un environnement calme et paisible, propice à la concentration et à la relaxation. Vous pouvez utiliser de l'encens, des bougies, ou de la musique douce pour créer une ambiance apaisante. Asseyez-vous confortablement en face de la personne à traiter ou demandez-lui de s'allonger sur le dos.

Avant de commencer l'harmonisation des chakras, prenez quelques instants pour vous connecter à l'énergie universelle en effectuant une courte méditation ou une respiration profonde. Imaginez l'énergie universelle entrer dans votre corps par le sommet de votre tête et descendre jusqu'à vos mains.

## Imposition des mains sur les chakras

Pour harmoniser les chakras, commencez par le chakra racine, situé à la base de la colonne vertébrale, et progressez jusqu'au chakra couronne, situé au sommet de la tête. Placez vos mains légèrement au-dessus de chaque chakra sans toucher directement la peau. Laissez l'énergie universelle circuler à travers vos mains et dans le chakra pendant quelques minutes, jusqu'à ce que vous sentiez que l'énergie est équilibrée et fluide.

Après avoir travaillé sur chaque chakra individuellement, effectuez un balayage énergétique pour éliminer les résidus énergétiques et rétablir l'équilibre général du système énergétique. Pour ce faire, placez vos mains au-dessus de la tête de la personne, paumes vers le bas, et déplacez-les lentement vers le bas, en suivant la ligne médiane du corps, jusqu'aux pieds. Répétez ce geste plusieurs fois pour éliminer toute énergie stagnante ou négative.

Une fois l'harmonisation terminée, vérifiez l'état des chakras en utilisant votre intuition ou un pendule. Si vous détectez encore des déséquilibres, répétez l'imposition des mains sur les chakras concernés jusqu'à ce que l'énergie soit équilibrée.

Pour terminer la séance, remerciez l'énergie universelle pour son aide et enracinez-vous en visualisant des racines qui partent de vos pieds et se connectent à la terre. Demandez également à la personne traitée de prendre quelques instants pour se reconnecter à son corps et à son environnement, et de partager ses ressentis sur l'expérience.

L'harmonisation des chakras est une technique puissante pour rétablir l'équilibre énergétique et promouvoir la santé physique, émotionnelle et spirituelle. En pratiquant régulièrement cette technique sur vous-même et sur les autres, vous développerez votre sensibilité énergétique et améliorerez vos compétences en magnétisme.

# Chapitre 13 : L'auto-magnétisme : apprendre à se soigner soi-même

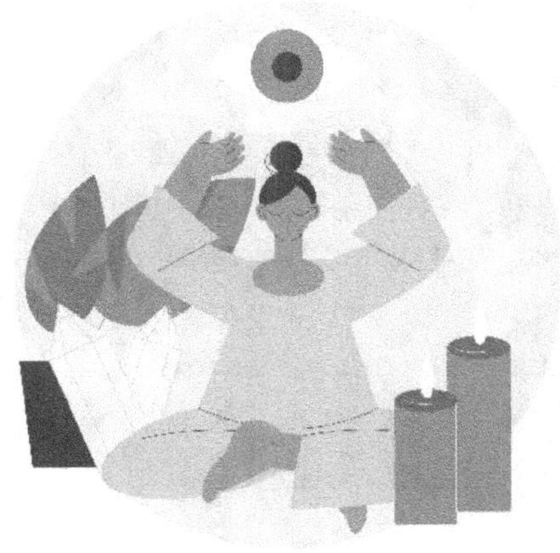

L'auto-magnétisme est une pratique essentielle pour toute personne souhaitant développer ses compétences en magnétisme. Avant de travailler avec des clients, il est crucial de prendre le temps de se familiariser avec les techniques et de s'entraîner sur soi-même. L'auto-magnétisme vous permettra de mieux comprendre les sensations et les effets du magnétisme, de développer votre sensibilité énergétique et d'acquérir une meilleure maîtrise des techniques. Dans ce chapitre, nous vous guiderons à travers les étapes pour vous initier à l'auto-magnétisme et vous présenterons des exercices à réaliser sur vous-même.

## 1. Préparation à l'auto-magnétisme

Comme pour toute séance de magnétisme, la préparation est essentielle. Assurez-vous de choisir un endroit calme et confortable où vous ne serez pas dérangé. Installez-vous dans une position détendue, assis ou allongé, et prenez quelques instants pour vous recentrer et vous ancrer. Respirez profondément et calmement, en vous concentrant sur votre respiration et en libérant toute tension ou stress.

## 2. Nettoyage énergétique

Avant de commencer l'auto-magnétisme, il est important de nettoyer votre énergie. Pour ce faire, imaginez une lumière blanche et pure qui descend du ciel et vous enveloppe. Laissez cette lumière vous pénétrer et dissoudre toute énergie négative ou stagnante. Prenez le temps de ressentir cette énergie purifiante et revitalisante, et visualisez la lumière blanche qui s'étend autour de vous, formant un cocon protecteur.

## 3. Connexion à l'énergie universelle

Une fois que vous vous sentez nettoyé et protégé, il est temps de vous connecter à l'énergie universelle. Imaginez une lumière dorée qui descend du ciel et entre dans votre tête par le sommet de votre crâne. Laissez cette lumière remplir tout votre corps, en l'infusant avec l'énergie universelle. Ressentez cette connexion profonde avec l'énergie universelle et soyez conscient de votre intention de vous auto-magnétiser pour votre plus grand bien.

## 4. L'auto-magnétisme en pratique

Maintenant que vous êtes préparé et connecté à l'énergie universelle, il est temps de commencer l'auto-magnétisme. Voici quelques exercices à réaliser sur vous-même :

**a. Balayage énergétique** : Comme expliqué dans les chapitres précédents, le balayage énergétique est une technique clé pour détecter les déséquilibres énergétiques. Placez vos mains au-dessus de votre corps, à quelques centimètres de distance, et effectuez un balayage lent et méthodique de la tête aux pieds. Soyez attentif aux changements de sensations dans vos mains, qui peuvent indiquer des zones de blocage ou de déséquilibre.

**b. Imposition des mains** : Lorsque vous avez identifié une zone nécessitant un rééquilibrage énergétique, placez vos mains sur cette zone ou à quelques centimètres de distance. Laissez l'énergie universelle couler à travers vous et dans la zone concernée. Imaginez l'énergie qui dissout les blocages et rétablit l'équilibre. Faites cela pendant quelques minutes, en étant attentif aux sensations ressenties dans vos mains et la zone traitée.

**c. Auto-traitement des chakras** : Placez vos mains sur chaque chakra, en commençant par le chakra racine et en remontant jusqu'au chakra couronne. Pour chaque chakra, prenez le temps de ressentir l'énergie et d'envoyer l'énergie universelle pour équilibrer et harmoniser le chakra. Vous pouvez également visualiser la couleur associée à chaque chakra pour renforcer l'effet du traitement.

**d. Auto-soin global** : Pour terminer votre séance d'auto-magnétisme, placez vos mains sur votre cœur et imaginez l'énergie universelle qui vous enveloppe complètement, en vous apportant un sentiment de bien-être, de paix et d'harmonie. Prenez quelques instants pour intégrer cette énergie et vous imprégner de ses bienfaits.

## 5. Clôture de la séance d'auto-magnétisme

Après avoir terminé vos exercices d'auto-magnétisme, prenez le temps de vous recentrer et de vous ancrer à nouveau. Exprimez votre gratitude pour l'énergie universelle et pour les bienfaits que vous avez reçus. Lorsque vous vous sentez prêt, ouvrez les yeux et revenez à votre état de conscience ordinaire.

L'auto-magnétisme est une pratique puissante et précieuse pour développer vos compétences en magnétisme et pour vous maintenir en bonne santé énergétique. En vous entraînant régulièrement, vous gagnerez en confiance et en expérience, ce qui vous permettra d'offrir des séances de magnétisme de qualité à vos clients.

# Chapitre 14 : Techniques avancées pour les magnétiseurs expérimentés

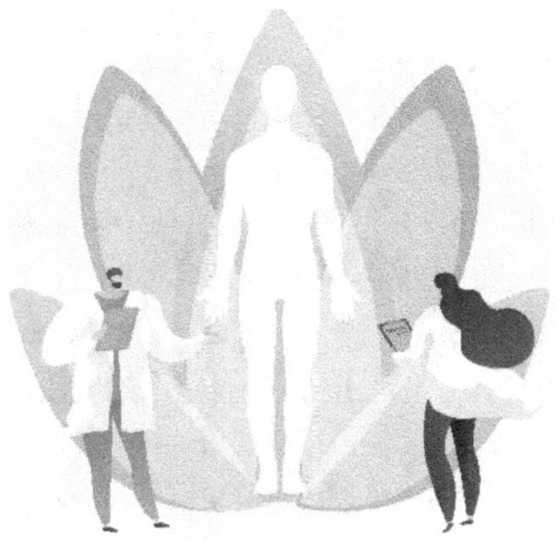

Après avoir maîtrisé les bases du magnétisme et développé votre sensibilité énergétique, il est temps d'explorer des techniques avancées pour approfondir votre pratique. Ces techniques sont destinées aux magnétiseurs expérimentés qui souhaitent élargir leur éventail de compétences et offrir des soins encore plus efficaces à leurs clients. Voici quelques techniques avancées que vous pouvez intégrer à votre pratique :

## 1. Magnétisme à distance

Le magnétisme à distance vous permet de travailler sur une personne qui se trouve à un autre endroit, sans avoir besoin d'un contact physique. Pour pratiquer cette technique, vous devrez vous concentrer sur la connexion énergétique entre vous et la personne concernée. Visualisez cette personne dans votre esprit et demandez-lui mentalement la permission de lui envoyer de l'énergie. Ensuite, envoyez l'énergie de guérison à travers cette connexion, en vous concentrant sur les zones du corps qui en ont besoin. Nous reparlerons du magnétisme à distance dans un chapitre plus loin dans ce livre.

## 2. Travail sur les corps subtils

En plus du corps physique, nous avons plusieurs corps subtils, tels que le corps éthérique, le corps astral et le corps mental. Ces corps sont liés à nos émotions, nos pensées et nos expériences spirituelles. En tant que magnétiseur expérimenté, vous pouvez apprendre à travailler sur ces corps subtils pour favoriser une guérison holistique. Commencez par ressentir et percevoir ces corps subtils avec vos mains, puis utilisez des techniques similaires à celles utilisées sur le corps physique pour les équilibrer et les harmoniser.

# 3. Techniques de libération émotionnelle

Les émotions non résolues peuvent causer des blocages énergétiques et des déséquilibres. En tant que magnétiseur expérimenté, vous pouvez apprendre des techniques pour aider vos clients à libérer ces émotions et à retrouver un état d'équilibre émotionnel. L'une de ces techniques est l'EFT (Emotional Freedom Technique), qui implique de tapoter sur des points d'acupression spécifiques pour libérer des émotions bloquées. Vous pouvez également utiliser des techniques de respiration et de visualisation pour aider vos clients à libérer des émotions refoulées.

# 4. Intégration de la méditation et du magnétisme

La méditation est une pratique puissante pour développer la conscience et la concentration. En tant que magnétiseur expérimenté, vous pouvez intégrer la méditation dans vos séances pour renforcer l'énergie de guérison et aider vos clients à entrer dans un état de relaxation profonde. Guidez vos clients à travers une méditation centrée sur la respiration, la visualisation ou la pleine conscience, puis utilisez les techniques de magnétisme pour travailler sur les déséquilibres énergétiques identifiés pendant la méditation.

## 5. Utilisation de symboles et de mantras énergétiques

Les symboles et les mantras sont des outils puissants pour canaliser et amplifier l'énergie de guérison. En tant que magnétiseur expérimenté, vous pouvez apprendre à utiliser des symboles et des mantras spécifiques pour renforcer votre pratique du magnétisme. Pour cela, familiarisez-vous avec les symboles et les mantras associés à différentes traditions énergétiques, tels que le Reiki, le Qi Gong, ou la médecine ayurvédique. Ensuite, intégrez ces symboles et mantras dans votre pratique en les visualisant ou en les récitant mentalement pendant que vous travaillez sur les déséquilibres énergétiques de vos clients.

Ce chapitre a présenté cinq techniques avancées pour les magnétiseurs expérimentés : le magnétisme à distance, le travail sur les corps subtils, les techniques de libération émotionnelle, l'intégration de la méditation et du magnétisme, et l'utilisation de symboles et de mantras énergétiques. En maîtrisant ces techniques, vous pourrez offrir des soins énergétiques plus profonds et plus complets à vos clients. N'oubliez pas que l'apprentissage est un processus continu et qu'il est essentiel de continuer à étudier, pratiquer et expérimenter pour améliorer constamment vos compétences en tant que magnétiseur.

# Chapitre 15 : L'importance de l'intuition et de l'écoute dans la pratique du magnétisme

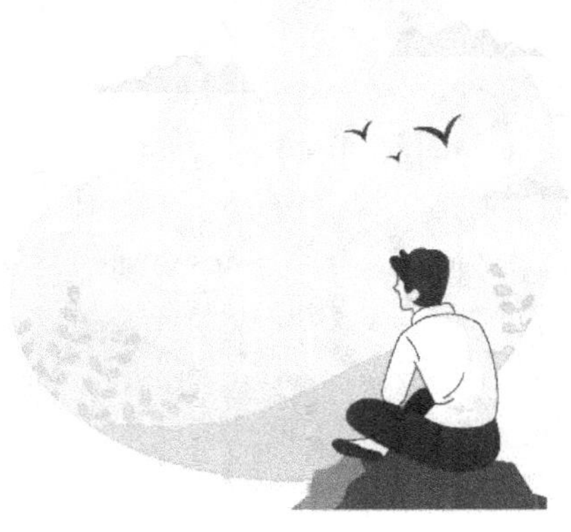

L'intuition et l'écoute sont deux éléments essentiels dans la pratique du magnétisme. En tant que magnétiseur, il est crucial d'être attentif aux signaux que vous recevez de la personne que vous traitez, ainsi qu'à votre propre intuition pour guider votre processus de guérison. Dans ce chapitre, nous aborderons l'importance de l'intuition et de l'écoute dans la pratique du magnétisme et comment les développer.

## L'intuition en tant que guide

L'intuition est cette petite voix intérieure qui vous guide sans que vous en soyez pleinement conscient. En tant que magnétiseur, votre intuition est un outil précieux pour détecter les déséquilibres énergétiques, déterminer les besoins de la personne et adapter votre approche en conséquence.

Pour développer votre intuition, pratiquez la méditation et la pleine conscience. Prenez le temps d'écouter votre voix intérieure et d'accorder une attention particulière aux impressions que vous ressentez pendant les séances de magnétisme. Avec le temps, vous verrez que votre intuition deviendra de plus en plus précise et fiable.

## L'écoute active de la personne

L'écoute est un aspect fondamental de la communication et de la compréhension des besoins de la personne que vous traitez. En tant que magnétiseur, vous devez être attentif à ce que la personne vous dit, mais aussi à ce qu'elle ne dit pas. Parfois, les indices les plus importants se trouvent dans les silences, les hésitations et les expressions non verbales.

L'écoute active implique d'être pleinement présent et engagé dans la conversation, de poser des questions pour approfondir votre compréhension et de reformuler ce que la personne a dit pour vous assurer que vous avez bien compris. Cette approche empathique crée un environnement de confiance et de soutien, ce qui est essentiel pour faciliter la guérison.

## L'écoute de votre propre ressenti

En plus d'écouter la personne et votre intuition, il est important d'être attentif à vos propres ressentis pendant les séances de magnétisme. Votre corps et votre énergie peuvent vous fournir des informations précieuses sur l'état énergétique de la personne et sur les changements qui se produisent au cours de la séance.

Faites attention aux sensations que vous ressentez dans vos mains et dans votre propre corps, ainsi qu'aux changements d'énergie que vous percevez. Notez les zones qui semblent plus denses, froides ou chaudes, et adaptez votre approche en fonction de ces informations.

# Le développement de l'intuition et de l'écoute

Pour développer vos compétences en matière d'intuition et d'écoute, pratiquez régulièrement la méditation et la pleine conscience. Ces techniques vous aideront à aiguiser votre perception et à être plus présent et attentif pendant les séances de magnétisme.

Participer à des ateliers et à des formations spécifiques au magnétisme peut également vous aider à renforcer ces compétences. De plus, échanger avec d'autres magnétiseurs et partager vos expériences vous permettra de mieux comprendre comment fonctionne votre intuition et d'apprendre de nouvelles approches pour améliorer votre écoute.

Comme pour toute compétence, le développement de l'intuition et de l'écoute demande du temps et de la patience. Ne vous découragez pas si vous ne ressentez pas immédiatement des résultats impressionnants. La clé est de continuer à pratiquer et à être attentif à ce que vous apprenez de chaque expérience.

Au fil du temps, vous constaterez que votre intuition et votre écoute s'affineront, ce qui vous permettra d'offrir des séances de magnétisme plus efficaces et personnalisées. N'oubliez pas que chaque personne est unique et que votre approche doit s'adapter en conséquence.

## Le rôle de l'intuition et de l'écoute dans la réussite professionnelle

En tant que magnétiseur, l'intuition et l'écoute jouent un rôle crucial dans votre réussite professionnelle. Ces compétences vous permettent de comprendre les besoins de vos clients et d'adapter votre approche pour favoriser la guérison. Plus vous êtes à l'écoute et en phase avec votre intuition, plus vous serez en mesure d'aider les personnes que vous traitez.

L'intuition et l'écoute sont des compétences essentielles pour tout magnétiseur. Elles vous aident à comprendre les besoins de la personne que vous traitez et à ajuster votre approche en conséquence. En pratiquant régulièrement la méditation, la pleine conscience et en échangeant avec d'autres magnétiseurs, vous pourrez développer ces compétences et offrir des séances de magnétisme encore plus efficaces et personnalisées.

# Chapitre 16 : Magnétisme animal : soigner nos compagnons à quatre pattes

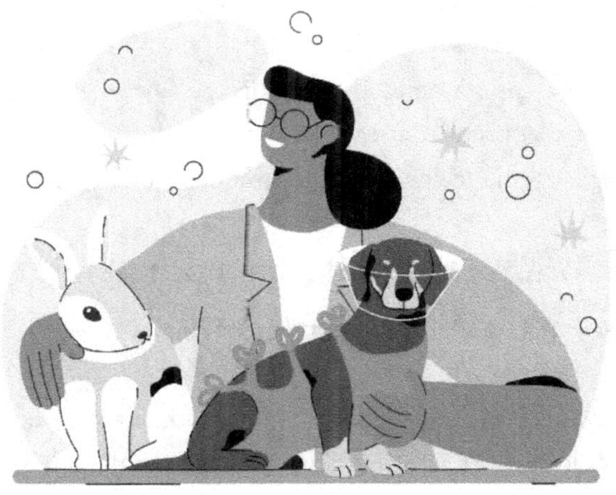

Nos animaux de compagnie font partie intégrante de nos vies et de nos familles. Il est donc essentiel de veiller à leur bien-être et à leur santé. Le magnétisme animal est une approche holistique qui peut aider à soulager les maux dont souffrent nos amis à quatre pattes, tels que les douleurs, les problèmes de peau ou les troubles émotionnels. Dans ce chapitre, nous aborderons la manière dont vous pouvez adapter votre pratique du magnétisme pour soigner les animaux.

## Les différences entre le magnétisme humain et animal

Le magnétisme animal présente certaines différences par rapport à la pratique sur les humains. Les animaux ont des structures énergétiques distinctes, et leur ressenti peut varier en fonction de leur espèce et de leur tempérament. Il est donc crucial de prendre le temps d'apprendre à connaître l'animal et d'établir un lien de confiance avant de commencer une séance.

## Comment aborder un animal pour une séance de magnétisme

Il est important d'approcher l'animal calmement et avec douceur. Parlez-lui d'une voix apaisante et laissez-le s'habituer à votre présence. Il peut être utile de commencer par des caresses ou des gratouilles pour établir un contact physique. Une fois que l'animal est détendu, vous pouvez commencer la séance de magnétisme en posant vos mains sur les zones où l'énergie doit être travaillée.

# Les zones de travail spécifiques pour les animaux

Tout comme chez les humains, les animaux ont des centres énergétiques, appelés chakras. Voici quelques zones clés sur lesquelles vous pouvez travailler :

- La tête : pour soulager les maux de tête, les problèmes oculaires ou les troubles de l'anxiété.

- Le cou et la gorge : pour apaiser les problèmes respiratoires ou les tensions musculaires.

- Le cœur : pour renforcer le système immunitaire et favoriser l'équilibre émotionnel.

- Le ventre : pour traiter les problèmes digestifs ou les douleurs abdominales.

Chaque animal est unique, et il est essentiel d'adapter votre technique en fonction de ses besoins. Par exemple, les chats sont souvent plus sensibles au toucher que les chiens, il est donc crucial d'utiliser des mouvements plus doux et légers lors d'une séance de magnétisme. De même, les animaux plus grands, comme les chevaux, peuvent nécessiter une pression plus importante pour ressentir les effets du magnétisme.

## Observer et écouter les réactions de l'animal

Lorsque vous pratiquez le magnétisme animal, il est crucial d'être attentif aux réactions de l'animal. S'il semble inconfortable ou agité, adaptez votre technique ou déplacez-vous vers une autre zone. L'animal ne pourra pas vous dire ce qu'il ressent, il est donc important d'écouter attentivement ses réactions pour ajuster votre approche en conséquence.

Le magnétisme animal est une pratique précieuse pour aider nos compagnons à quatre pattes à se sentir mieux et à soulager leurs maux. En adaptant votre pratique du magnétisme aux besoins spécifiques de chaque animal et en établissant un lien de confiance avec eux, vous pourrez apporter un soutien significatif à leur bien-être et à leur santé. N'oubliez pas d'être attentif aux réactions de l'animal et d'écouter votre intuition tout au long de la séance pour obtenir les meilleurs résultats. Le magnétisme animal est une compétence enrichissante qui peut renforcer le lien entre vous et vos animaux de compagnie, tout en améliorant leur qualité de vie, n'hésitez donc pas à essayer !

# Chapitre 17 : Les énergies subtiles et leurs applications dans le magnétisme

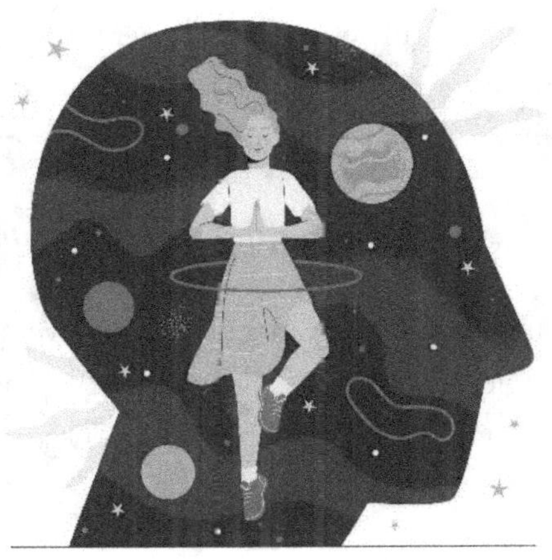

Les énergies subtiles sont des forces invisibles qui influencent notre vie quotidienne. Elles sont omniprésentes dans l'univers et interagissent avec notre corps, notre esprit et nos émotions. Dans ce chapitre, nous explorerons les différentes formes d'énergies subtiles et comment les appliquer dans la pratique du magnétisme.

### Le Prana ou Chi

Le prana, également connu sous le nom de chi ou qi, est l'énergie vitale qui circule dans notre corps. Dans la pratique du magnétisme, le prana peut être utilisé pour renforcer le flux énergétique du patient et ainsi favoriser la guérison.

Exemple concret : Lors d'une séance de magnétisme, le praticien peut visualiser le prana entrant dans son corps par la respiration, puis diriger cette énergie vers ses mains pour la transmettre au patient.

### Les énergies cosmiques et telluriques

Ces énergies proviennent respectivement du cosmos et de la Terre. Elles peuvent être utilisées pour équilibrer et harmoniser le champ énergétique du patient.

Exemple concret : Le magnétiseur peut se connecter à ces énergies en méditant ou en visualisant une connexion entre la Terre, le patient et l'univers. Ensuite, il peut canaliser ces énergies pour équilibrer les centres énergétiques du patient.

### *Les énergies émotionnelles*

Les émotions ont une influence considérable sur notre état énergétique. Les énergies émotionnelles négatives, telles que la colère, la peur ou la tristesse, peuvent créer des blocages dans notre champ énergétique.

Exemple concret : En détectant et en libérant ces blocages émotionnels, le magnétiseur peut aider le patient à retrouver un équilibre énergétique et émotionnel.

### *Les énergies spirituelles*

Ces énergies sont liées à notre connexion avec notre être supérieur, notre âme ou notre essence divine. Les énergies spirituelles peuvent aider à la guérison et au développement personnel.

Exemple concret : Le magnétiseur peut invoquer ces énergies en se connectant à sa propre spiritualité et en demandant l'aide de guides spirituels, d'anges ou d'êtres de lumière pour soutenir la guérison du patient.

### *Les énergies des cristaux*

Les cristaux sont des outils puissants pour travailler avec les énergies subtiles. Chaque cristal possède des propriétés énergétiques uniques qui peuvent être utilisées pour équilibrer et harmoniser le champ énergétique du patient.

Exemple concret : Le magnétiseur peut choisir des cristaux spécifiques pour soutenir le traitement, en les plaçant autour du patient ou en les tenant dans ses mains pendant la séance de magnétisme.

Travailler avec les énergies subtiles dans la pratique du magnétisme offre des possibilités infinies pour faciliter la guérison et le bien-être. En comprenant et en maîtrisant ces différentes formes d'énergies, les magnétiseurs peuvent améliorer leurs compétences et offrir des prestations supplémentaire.

# Chapitre 18 : Trouver votre style et développer votre propre méthode

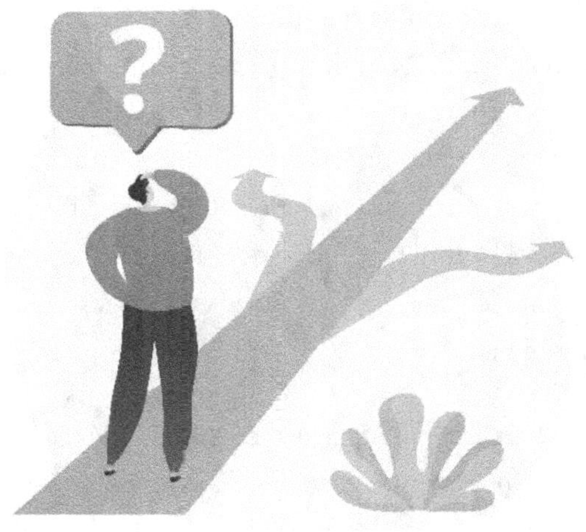

Dans le monde du magnétisme, il n'y a pas de méthode unique et universelle qui fonctionne pour tout le monde. Chaque praticien est unique, avec ses propres talents, intuitions et expériences. Il est essentiel de développer votre propre style et méthode pour devenir un magnétiseur efficace et authentique. Dans ce chapitre, nous vous donnerons des conseils pour trouver votre style et créer votre propre méthode de travail.

Premièrement, il est important d'explorer différentes techniques et approches du magnétisme pour découvrir celles qui vous conviennent le mieux. Vous pourriez être plus à l'aise avec certaines techniques, tandis que d'autres pourraient ne pas vous correspondre. N'hésitez pas à expérimenter et à adapter les techniques que vous avez apprises en fonction de votre propre intuition et de votre ressenti. Par exemple, certains magnétiseurs préfèrent travailler avec les énergies subtiles, tandis que d'autres se concentrent davantage sur le travail avec les chakras ou les méridiens.

Deuxièmement, il est crucial de développer votre intuition et votre écoute. Cela vous permettra de vous connecter plus profondément à vos patients et de comprendre leurs besoins énergétiques. L'intuition peut être développée en pratiquant régulièrement la méditation, en faisant confiance à vos ressentis et en écoutant attentivement les messages que vous recevez. Par exemple, vous pourriez ressentir une sensation de chaleur ou de froid dans vos mains lorsqu'elles sont proches d'un déséquilibre énergétique chez votre patient. En développant votre intuition, vous pourrez affiner votre méthode et personnaliser vos soins en fonction des besoins spécifiques de chaque patient.

Troisièmement, il est essentiel d'établir un lien authentique avec vos patients. La relation entre le magnétiseur et le patient est fondamentale pour favoriser la guérison. Un magnétiseur empathique, bienveillant et rassurant peut aider le patient à se détendre et à être plus réceptif au traitement. Vous pouvez développer cette qualité en étant présent, à l'écoute et en communiquant ouvertement avec vos patients. Par exemple, vous pourriez leur expliquer le processus de guérison, leur demander comment ils se sentent pendant la séance et les encourager à exprimer leurs émotions.

Quatrièmement, n'hésitez pas à intégrer d'autres techniques ou outils dans votre pratique du magnétisme. Vous pouvez utiliser des cristaux, des huiles essentielles, de la musique thérapeutique ou d'autres approches énergétiques pour enrichir vos séances et optimiser les résultats. Par exemple, vous pourriez utiliser des cristaux spécifiques pour amplifier l'énergie de guérison, appliquer des huiles essentielles pour favoriser la relaxation et la détente, ou diffuser de la musique thérapeutique pour créer un environnement propice à la guérison. En intégrant ces éléments, vous personnalisez davantage votre méthode et offrez une expérience de guérison unique à vos patients.

Enfin, il est important de continuer à apprendre et à vous développer en tant que magnétiseur. Participez à des ateliers, lisez des livres, échangez avec d'autres praticiens et restez à jour sur les nouvelles recherches et découvertes dans le domaine du magnétisme. En élargissant vos connaissances et en améliorant vos compétences, vous pourrez affiner votre méthode et devenir un magnétiseur encore plus efficace et polyvalent.

Trouver votre style et développer votre propre méthode en tant que magnétiseur est un processus continu d'exploration, d'apprentissage et d'adaptation. En expérimentant différentes techniques, en développant votre intuition, en établissant des liens authentiques avec vos patients, en intégrant d'autres outils et en poursuivant votre formation, vous pourrez créer une méthode unique et personnalisée qui vous permettra de vous épanouir en tant que praticien du magnétisme et d'apporter le meilleur soutien possible à vos patients.

# Chapitre 19 : Le magnétisme à distance : techniques et conseils

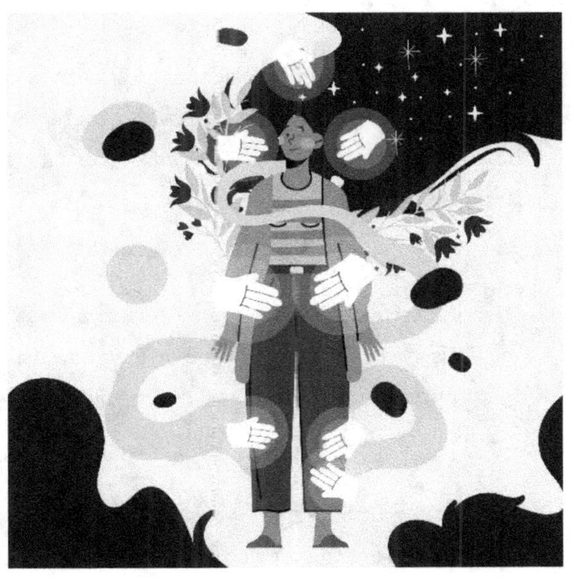

Le magnétisme à distance, également connu sous le nom de guérison énergétique à distance, est une méthode de traitement qui permet au magnétiseur de travailler sur un patient qui n'est pas physiquement présent. Cette approche peut être très utile pour ceux qui ne peuvent pas se rendre à un rendez-vous en personne ou pour ceux qui vivent dans des zones éloignées. Dans ce chapitre, nous explorerons les techniques et conseils pour pratiquer efficacement le magnétisme à distance.

## Comment préparer une séance de magnétisme à distance

Avant de commencer une séance de magnétisme à distance, il est essentiel de vous préparer mentalement et émotionnellement. Voici quelques conseils pour vous aider à vous préparer :

- Créez un espace calme et paisible pour vous concentrer sur la séance. Assurez-vous que vous ne serez pas dérangé et éteignez tous les appareils électroniques susceptibles de vous distraire.

- Méditez ou priez pour vous connecter à votre source d'énergie et demander de l'aide et de la guidance pendant la séance.

- Visualisez un lien énergétique entre vous et votre patient, même si vous êtes séparés par une grande distance. Imaginez que l'énergie circule librement entre vous deux.

# Techniques de magnétisme à distance

Voici quelques techniques courantes de magnétisme à distance que vous pouvez utiliser pour travailler avec vos patients :

**a. Visualisation** : La visualisation est une technique puissante pour le magnétisme à distance. Imaginez le patient devant vous, comme s'il était présent physiquement. Ensuite, visualisez les mains énergétiques qui envoient l'énergie de guérison vers les zones où le patient a besoin de traitement.

**b. Utilisation d'un support** : Certains magnétiseurs utilisent un support, comme une photo ou une représentation symbolique du patient (par exemple, une poupée, un dessin ou un objet), pour faciliter la connexion énergétique. Placez vos mains sur le support et envoyez l'énergie de guérison, comme si vous étiez en train de traiter le patient en personne.

**c. Invocation** : L'invocation consiste à demander l'aide des êtres spirituels, des guides ou des anges pour assister à la séance de magnétisme à distance. Formulez une intention claire et demandez leur soutien pour envoyer l'énergie de guérison au patient.

# Conseils pour le magnétisme à distance

- Communiquez avec votre patient avant et après la séance : Il est important de discuter des attentes, des objectifs et des ressentis avec votre patient avant et après la séance de magnétisme à distance. Cela permet de créer un lien de confiance et d'assurer que le patient se sent à l'aise et soutenu tout au long du processus.

- Soyez à l'écoute de votre intuition : Lors d'une séance de magnétisme à distance, votre intuition est un guide précieux pour vous aider à détecter les blocages énergétiques et à déterminer les meilleures techniques à utiliser. Faites confiance à votre ressenti et adaptez-vous en conséquence.

- Restez concentré et présent : Le magnétisme à distance nécessite une concentration soutenue pour maintenir une connexion énergétique stable avec le patient. Essayez de rester attentif à la tâche en cours et évitez de laisser votre esprit vagabonder.

- Utilisez des techniques de protection énergétique : Lorsque vous travaillez avec l'énergie à distance, il est important de vous protéger contre les énergies négatives ou les influences indésirables. Utilisez des techniques de protection énergétique, comme la visualisation d'un bouclier de lumière autour de vous, pour vous assurer que votre énergie reste pure et concentrée.

- Faites preuve de patience et de persévérance : La pratique du magnétisme à distance peut nécessiter un certain temps pour maîtriser et voir des résultats. Ne vous découragez pas si les premières séances ne sont pas aussi efficaces que vous le souhaiteriez. Continuez à pratiquer et à affiner vos compétences, et les résultats suivront.

Le magnétisme à distance est une méthode de traitement puissante qui peut offrir des avantages significatifs aux patients qui ne peuvent pas être traités en personne. En suivant les conseils et les techniques présentés dans ce chapitre, vous pouvez développer vos compétences en magnétisme à distance et offrir des soins énergétiques efficaces à ceux qui en ont besoin, quelle que soit la distance qui vous sépare.

# Partie III : Aller plus loin dans le magnétisme

# Chapitre 20 : Le magnétisme et la médecine traditionnelle : complémentarité et limites

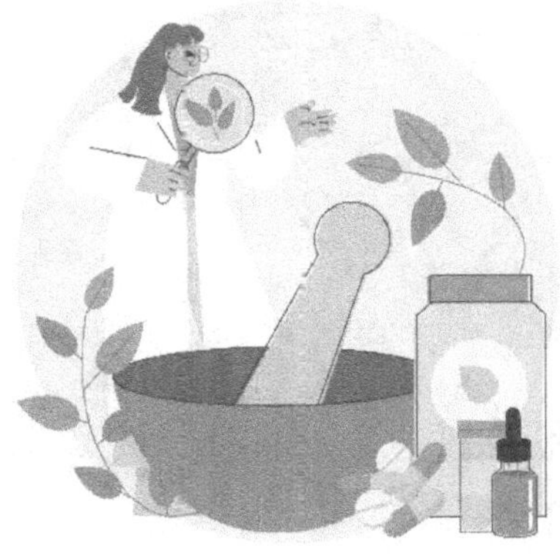

Le magnétisme est une pratique ancienne qui vise à rééquilibrer les énergies du corps pour favoriser la guérison et le bien-être. Bien qu'il soit souvent considéré comme une alternative à la médecine traditionnelle, il est important de souligner qu'il peut être utilisé de manière complémentaire et non exclusive. Dans ce chapitre, nous examinerons la complémentarité du magnétisme et de la médecine traditionnelle, ainsi que les limites de chaque approche.

# 1. Complémentarité entre le magnétisme et la médecine traditionnelle

Le magnétisme peut être un excellent complément à la médecine traditionnelle pour plusieurs raisons :

### Approche holistique

Le magnétisme prend en compte l'ensemble de la personne, y compris les aspects physiques, émotionnels, mentaux et spirituels. La médecine traditionnelle se concentre principalement sur les symptômes physiques, tandis que le magnétisme permet de traiter les problèmes sous-jacents qui peuvent être à l'origine des symptômes.

### Soutien émotionnel

Le magnétisme peut aider à soulager le stress et l'anxiété, ce qui peut être bénéfique pour les patients qui traversent des périodes difficiles, comme un diagnostic grave ou un traitement médical lourd. Il peut également renforcer la confiance en soi et favoriser un état d'esprit positif, ce qui peut être bénéfique pour la guérison.

### Réduction des effets secondaires

Le magnétisme peut aider à atténuer les effets secondaires indésirables de certains traitements médicaux, comme la chimiothérapie ou la radiothérapie. En réduisant les effets secondaires, les patients peuvent mieux tolérer les traitements et se sentir plus à l'aise tout au long du processus de guérison.

### Amélioration de la qualité de vie

Le magnétisme peut contribuer à améliorer la qualité de vie des patients, en soulageant la douleur, en augmentant l'énergie et en favorisant un sommeil réparateur. Ceci peut aider les patients à se sentir mieux et à mieux faire face à leurs problèmes de santé.

## 2. Limites du magnétisme

Bien que le magnétisme puisse offrir de nombreux avantages en complément de la médecine traditionnelle, il est important de connaître ses limites.

Le magnétisme ne peut pas remplacer un diagnostic médical précis réalisé par un professionnel de la santé.

Les magnétiseurs ne sont pas formés pour diagnostiquer les conditions médicales et ne doivent pas être utilisés comme substituts aux médecins.

Le magnétisme ne doit pas être considéré comme un traitement unique pour les maladies graves, comme le cancer ou les maladies cardiaques. Il peut être utilisé en complément des traitements médicaux conventionnels, mais ne doit pas être utilisé comme un substitut.

Le magnétisme peut prendre du temps pour montrer des résultats, et il peut ne pas être approprié pour les situations où un traitement rapide est nécessaire, comme dans le cas d'une urgence médicale.

## 3. Limites de la médecine traditionnelle

La médecine traditionnelle offre de nombreux avantages, mais elle présente également certaines limites qui peuvent être comblées par le magnétisme :

- **Effets secondaires** : Les médicaments et les traitements médicaux peuvent causer des effets secondaires indésirables. Le magnétisme peut aider à réduire ces effets secondaires et à améliorer la tolérance aux traitements médicaux.

- **Approche symptomatique** : La médecine traditionnelle se concentre souvent sur le traitement des symptômes plutôt que sur les causes sous-jacentes des problèmes de santé. Le magnétisme peut aider à aborder ces causes sous-jacentes et à promouvoir une guérison plus profonde et plus durable.

- **Négligence des aspects émotionnels et spirituels** : La médecine traditionnelle peut parfois négliger les aspects émotionnels et spirituels de la santé. Le magnétisme peut aider à combler cette lacune en offrant un soutien émotionnel et spirituel, en plus du traitement physique.

Le magnétisme et la médecine traditionnelle peuvent être utilisés de manière complémentaire pour offrir une approche holistique de la santé et du bien-être. Il est important de reconnaître les limites de chaque approche et de travailler avec des professionnels de la santé pour élaborer un plan de traitement qui convient le mieux à chaque individu. Le magnétisme ne doit pas remplacer la médecine traditionnelle, mais plutôt être utilisé comme un outil

supplémentaire pour favoriser la guérison et améliorer
la qualité de vie.

# Chapitre 21 : La déontologie du magnétiseur : éthique et responsabilité

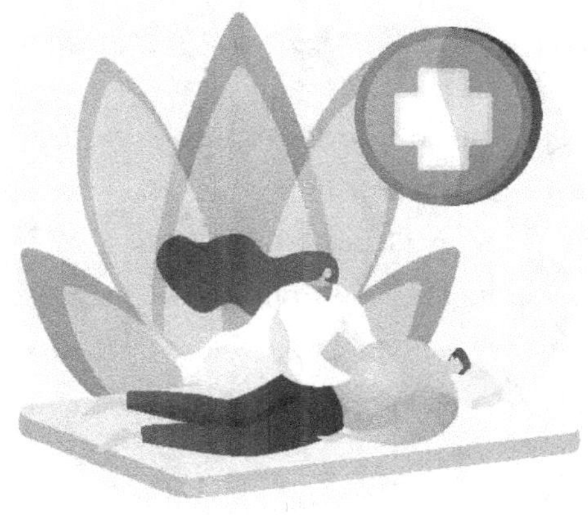

En tant que magnétiseur, il est crucial de respecter une déontologie et d'adopter une approche éthique dans votre pratique. Ce chapitre abordera les principes clés de la déontologie du magnétiseur, ainsi que l'importance de la responsabilité personnelle et professionnelle.

### *Respecter la confidentialité*

Le respect de la confidentialité est primordial dans toute relation thérapeutique. Vous devez protéger les informations personnelles de vos clients et ne les partager qu'avec leur consentement explicite. Il est essentiel de conserver les dossiers de vos clients dans un endroit sûr et de respecter les lois sur la protection des données.

### *Bienveillance et non-malfaisance*

Le principe de bienveillance stipule que vous devez toujours agir dans l'intérêt de vos clients et leur apporter le meilleur soutien possible. La non-malfaisance signifie que vous devez éviter de causer du tort à vos clients, que ce soit physiquement, émotionnellement ou spirituellement.

### *Respect de l'autonomie*

Le respect de l'autonomie implique de reconnaître le droit de vos clients à prendre leurs propres décisions concernant leur traitement. Vous devez les informer de manière claire et transparente sur les différentes options de traitement et respecter leurs choix, même si vous n'êtes pas d'accord avec eux.

### Consentement éclairé

Obtenir un consentement éclairé de la part de vos clients est essentiel avant de commencer un traitement. Vous devez leur expliquer en détail les techniques que vous utiliserez, les bénéfices potentiels, les risques et les alternatives. Le consentement doit être volontaire et peut être retiré à tout moment.

### Compétence professionnelle

En tant que magnétiseur, vous devez maintenir et améliorer continuellement votre compétence professionnelle en suivant des formations, en participant à des ateliers et en vous tenant informé des dernières recherches dans le domaine du magnétisme. Vous ne devez pratiquer que dans les domaines où vous avez acquis une formation et une expertise appropriées.

### Collaboration avec d'autres professionnels de la santé

Le magnétisme ne doit pas être considéré comme un substitut à la médecine traditionnelle, mais comme un complément. Vous devez encourager vos clients à consulter d'autres professionnels de la santé en cas de besoin et être prêt à collaborer avec eux pour offrir une approche holistique de la santé.

### *Reconnaître les limites de votre pratique*

Il est crucial de connaître les limites de votre pratique et de ne pas dépasser les compétences pour lesquelles vous avez été formé. Si un client présente des problèmes qui dépassent vos compétences, vous devez les orienter vers un professionnel qualifié.

### *Honnêteté et intégrité*

Vous devez être honnête avec vos clients et vous-même concernant vos compétences, vos réussites et vos échecs. Ne faites pas de promesses irréalistes quant aux résultats que vous pouvez obtenir et soyez transparent sur les limites du magnétisme.

### *Tarification éthique*

Fixez des tarifs raisonnables pour vos services et soyez transparent sur les coûts dès le début. Vous pouvez également envisager d'offrir des tarifs réduits ou des séances gratuites pour les personnes dans le besoin, afin de rendre vos services accessibles à tous et vous faire connaître au début.

### *Prendre soin de soi*

En tant que magnétiseur, vous devez prendre soin de votre propre bien-être physique, émotionnel et spiriuel pour pouvoir offrir le meilleur soutien possible à vos clients. Adoptez des pratiques d'auto-soin, comme la méditation, l'exercice physique et une alimentation saine, pour maintenir votre énergie et votre concentration.

La déontologie du magnétiseur est un ensemble de principes éthiques et de responsabilités professionnelles qui vous guideront tout au long de votre pratique. En respectant ces principes, vous créerez un environnement sûr et bienveillant pour vos clients, tout en renforçant la crédibilité et la réputation du magnétisme en tant que pratique de guérison complémentaire. Adopter une approche éthique et responsable vous permettra d'établir des relations de confiance avec vos clients et de contribuer à leur bien-être global.

# Chapitre 22 : Les formations et certifications pour devenir magnétiseur

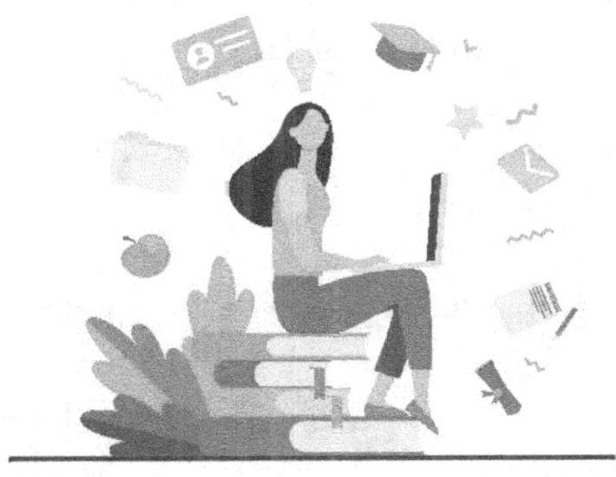

Devenir magnétiseur nécessite de la pratique et de l'expérience, mais aussi une solide formation pour acquérir les compétences nécessaires et la confiance pour exercer ce métier. En France, il existe plusieurs formations et certifications pour les personnes souhaitant devenir magnétiseur professionnel. Ce chapitre présente un aperçu des différentes options disponibles, afin de vous aider à choisir la formation la plus adaptée à vos besoins.

# 1. Les écoles et centres de formation

Il existe plusieurs écoles et centres de formation en France qui proposent des programmes de formation au magnétisme. Ces établissements offrent généralement des cours théoriques et pratiques, ainsi que des stages et des ateliers pour approfondir vos compétences. Certaines écoles proposent des formations spécifiques à certaines techniques, tandis que d'autres offrent des programmes plus généralistes.

Parmi les écoles et centres de formation reconnus en France, on peut citer :

- **L'Institut Français de Magnétisme (IFM)** : cet institut propose des formations complètes en magnétisme, ainsi que des stages pratiques et des ateliers. Les formations sont dispensées par des professionnels expérimentés et certifiés.

- **L'École Française de Magnétisme (EFM)** : cette école propose des formations en magnétisme, ainsi que des stages et des ateliers pour approfondir vos compétences. Les formations sont adaptées aux débutants comme aux praticiens expérimentés.

# 2. Les formations en ligne

Les formations en ligne sont une option pratique et flexible pour ceux qui souhaitent apprendre le magnétisme à leur propre rythme. Plusieurs plateformes proposent des cours en ligne, sous forme de vidéos, d'e-books, ou de modules interactifs. Certains cours en ligne offrent également des forums de discussion et des séances de coaching pour un accompagnement personnalisé.

Quelques formations en ligne notables sont :

- La formation en ligne "Devenir magnétiseur" de l'IFM : cette formation permet d'apprendre les bases du magnétisme et de pratiquer à distance, avec un accompagnement personnalisé.

- Le programme "Magnétisme et guérison énergétique" proposé par l'EFM : ce programme en ligne couvre les techniques de magnétisme et d'équilibrage énergétique, ainsi que des conseils pratiques pour développer votre activité de magnétiseur.

## 3. Les stages et ateliers

Participer à des stages et ateliers est un excellent moyen de compléter votre formation en magnétisme. Ces événements offrent une occasion unique de mettre en pratique vos compétences, d'échanger avec d'autres praticiens et d'apprendre de leurs expériences. Les stages et ateliers peuvent être organisés par des écoles, des centres de formation, ou des praticiens indépendants.

Pour trouver des stages et ateliers près de chez vous, consultez les sites web des écoles et centres de formation mentionnés précédemment, ainsi que les réseaux sociaux et les forums dédiés au magnétisme.

## 4. Les certifications

En France, il n'existe pas de certification officielle pour les magnétiseurs. Cependant, certaines écoles et centres de formation délivrent des certificats de formation qui attestent de vos compétences et de votre sérieux en tant que praticien. Ces certificats peuvent être un atout pour votre activité professionnelle et rassurer vos clients potentiels.

Il est important de noter que la qualité d'une formation ne se mesure pas uniquement par la certification obtenue, mais aussi par la réputation de l'école ou du centre de formation, le contenu du programme, et les compétences des formateurs. Avant de choisir une formation, renseignez-vous sur les avis d'anciens élèves et les références des formateurs pour vous assurer de la qualité de l'enseignement.

Pour devenir magnétiseur en France, il est essentiel de suivre une formation adaptée à vos besoins et à vos objectifs. Les écoles et centres de formation, les formations en ligne, les stages et ateliers, ainsi que les certifications sont autant d'options à considérer pour vous former et développer vos compétences. Prenez le temps de vous renseigner sur les différentes formations disponibles et choisissez celle qui vous convient le mieux, en gardant à l'esprit que la pratique régulière et l'expérience sont les clés de la réussite en tant que magnétiseur professionnel.

# Chapitre 23 : Cas pratiques : témoignages et expériences réussies

Dans ce chapitre, nous partagerons des témoignages et des expériences réussies de magnétiseurs et de personnes ayant bénéficié de leurs soins. Ces histoires montrent la diversité des problèmes pouvant être traités par le magnétisme et mettent en lumière les résultats positifs obtenus grâce à cette pratique.

### *Témoignage d'Anne, 38 ans : le soulagement des migraines*

Anne souffrait de migraines chroniques depuis plusieurs années, sans trouver de solution efficace pour les soulager. Elle a consulté un magnétiseur sur les conseils d'une amie. Après quelques séances, Anne a constaté une nette amélioration : ses migraines étaient moins fréquentes et moins intenses. Aujourd'hui, elle continue de voir régulièrement son magnétiseur pour maintenir cet équilibre et prévenir les crises.

### *Témoignage de Marc, 50 ans : la guérison d'une tendinite*

Marc, un sportif amateur, souffrait d'une tendinite persistante au coude. Malgré les traitements médicamenteux et les séances de kinésithérapie, la douleur ne disparaissait pas. Un ami lui a recommandé de consulter un magnétiseur. Après trois séances de magnétisme, la douleur s'est progressivement estompée, permettant à Marc de reprendre ses activités sportives sans aucune gêne.

## *Témoignage de Lucie, 27 ans :
l'apaisement du stress et de l'anxiété*

Lucie traversait une période de stress intense et d'anxiété due à des problèmes professionnels. Elle avait des difficultés à dormir et souffrait de crises d'angoisse. Sur les conseils d'une collègue, elle a pris rendez-vous avec un magnétiseur. Dès la première séance, Lucie a ressenti un profond apaisement et une détente générale. Elle a poursuivi les séances pendant plusieurs semaines et a constaté une amélioration considérable de son état émotionnel et de son sommeil.

## *Témoignage de Pierre, 60 ans : la cicatrisation d'une plaie*

Pierre avait une plaie qui tardait à cicatriser malgré les soins médicaux et les traitements antibiotiques. Son médecin lui a suggéré de consulter un magnétiseur en complément du traitement traditionnel. Pierre a alors pris rendez-vous avec un magnétiseur qui a travaillé sur sa plaie lors de plusieurs séances. La cicatrisation s'est accélérée, et la plaie a fini par se refermer complètement.

***Témoignage de Sophie, 42 ans :
l'amélioration des symptômes liés à la
fibromyalgie***

Sophie souffre de fibromyalgie, une maladie chronique provoquant des douleurs diffuses et une fatigue intense. Elle a cherché une alternative pour soulager ses symptômes et a décidé de consulter un magnétiseur. Grâce à plusieurs séances de magnétisme, Sophie a constaté une amélioration de sa qualité de vie : ses douleurs se sont atténuées, et sa fatigue est devenue plus gérable. Elle continue de voir son magnétiseur régulièrement pour maintenir ces résultats et vivre plus sereinement avec sa maladie.

Ces témoignages illustrent la diversité des situations dans lesquelles le magnétisme peut être bénéfique. Bien sûr, chaque cas est unique, et les résultats peuvent varier d'une personne à l'autre. Néanmoins, ces expériences réussies montrent le potentiel du magnétisme pour améliorer la santé et le bien-être de ceux qui y ont recours.

Il est important de rappeler que le magnétisme ne doit pas remplacer la médecine traditionnelle, mais plutôt agir en complément pour optimiser les résultats et améliorer la qualité de vie des patients. Les magnétiseurs sérieux travaillent en étroite collaboration avec les professionnels de santé et respectent les limites de leur pratique.

Les cas pratiques présentés dans ce chapitre soulignent l'efficacité du magnétisme dans diverses situations et confirment la pertinence de cette approche thérapeutique complémentaire. Ces témoignages sont une source d'inspiration pour les magnétiseurs en formation et pour ceux qui souhaitent découvrir les bienfaits du magnétisme sur leur propre santé ou celle de leurs proches.

# Chapitre 24 : Les obstacles et les défis du parcours de magnétiseur

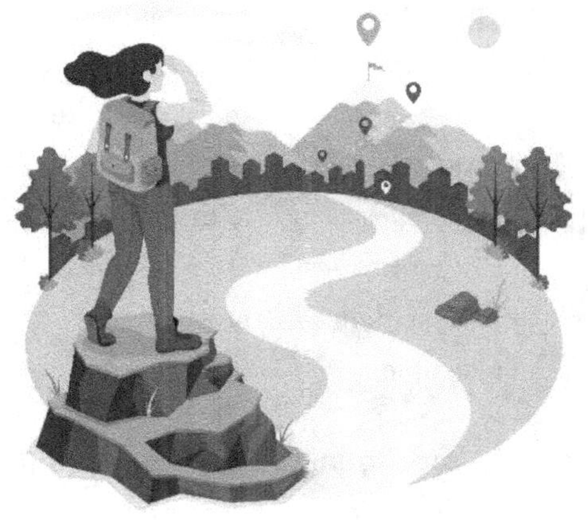

Le parcours d'un magnétiseur peut être semé d'embûches et de défis. En tant que praticien, il est crucial d'être conscient de ces obstacles pour les surmonter et ainsi réussir à établir une pratique solide et respectée.

1. **Trouver sa voie** : Au début, il peut être difficile pour un magnétiseur de trouver son style et sa méthode de travail. Chaque praticien est unique, et il faut du temps et de l'expérience

pour affiner sa pratique et la rendre authentique. Il est essentiel d'être patient et de se donner la possibilité d'explorer différentes techniques pour trouver celles qui vous conviennent le mieux.

2.  **La formation et la certification** : Bien que le magnétisme ne nécessite pas de diplôme spécifique, il est important de se former et de se certifier pour gagner en crédibilité et en compétence. Trouver une formation adaptée et de qualité peut être un défi en soi. De plus, la certification peut représenter un investissement financier et en temps non négligeable.

3.  **La méconnaissance du public** : Le magnétisme étant encore peu connu et parfois mal compris, il est courant de rencontrer des personnes sceptiques ou réticentes. Il est important d'adopter une attitude pédagogique pour expliquer la pratique et ses bénéfices, et ainsi dissiper les préjugés et les doutes.

4.  **La collaboration avec le corps médical** : Bien que le magnétisme soit une pratique complémentaire à la médecine traditionnelle, certains professionnels de santé peuvent être

réticents à collaborer avec des magnétiseurs. Il est essentiel d'établir un dialogue ouvert et respectueux avec les médecins et autres praticiens de santé pour favoriser une collaboration harmonieuse et efficace au service du bien-être des patients.

5. **Gérer les attentes des clients** : Les clients peuvent parfois avoir des attentes irréalistes quant aux résultats du magnétisme. Il est important de communiquer clairement et honnêtement sur ce que le magnétisme peut et ne peut pas accomplir et d'ajuster les attentes en conséquence.

6. **Le maintien de l'équilibre énergétique** : En tant que magnétiseur, il est crucial de veiller à son propre bien-être énergétique pour éviter de s'épuiser ou de se laisser envahir par les énergies négatives. Cela implique de mettre en place des pratiques d'auto-soin et d'ancrage, et de se ressourcer régulièrement.

7. **Les limites éthiques et déontologiques** : Un magnétiseur doit être conscient de ses responsabilités éthiques et déontologiques. Il doit toujours respecter les limites personnelles de ses clients, agir avec bienveillance et ne

jamais promettre de guérison ou de résultats impossibles à tenir.

Le parcours du magnétiseur comporte plusieurs défis et obstacles qu'il est important de reconnaître et de surmonter. En étant conscient de ces enjeux et en agissant avec persévérance, professionnalisme et éthique, un magnétiseur peut développer une pratique solide et respectée qui apporte bien-être et soulagement à ses clients.

# Chapitre 25 : Le rôle du magnétiseur dans la société et l'évolution de la profession

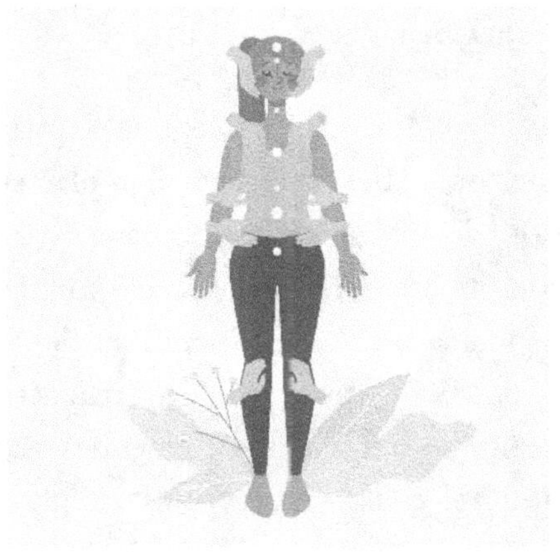

Le magnétiseur travaille souvent en collaboration avec d'autres professionnels de la santé, tels que les médecins, les naturopathes et les chiropraticiens, pour offrir une approche holistique de la santé et du bien-être. En tant que praticien complémentaire, le magnétiseur apporte une dimension énergétique au processus de guérison, travaillant en synergie avec d'autres méthodes thérapeutiques pour favoriser l'équilibre et la vitalité.

Au cours des dernières décennies, la perception du magnétisme et des thérapies énergétiques en général a évolué. De plus en plus de personnes sont ouvertes à l'idée que la guérison peut aller au-delà du domaine purement physique et s'étendre à l'énergétique. Cette évolution est en partie due à la recherche et aux études menées dans le domaine des médecines alternatives, qui ont contribué à légitimer le magnétisme comme pratique thérapeutique.

Avec l'évolution des perceptions et la demande croissante pour des thérapies complémentaires, la profession de magnétiseur a également évolué. Les formations et les certifications se sont développées pour offrir une meilleure structure et des normes de qualité pour la pratique du magnétisme. En conséquence, le statut professionnel des magnétiseurs s'est amélioré, et ils sont de plus en plus reconnus comme des praticiens compétents et dignes de confiance.

En tant que praticien de santé, le magnétiseur a également une responsabilité sociale. Il doit veiller à respecter les normes éthiques et déontologiques de la profession, à agir avec bienveillance et honnêteté, et à contribuer au bien-être de la société dans son ensemble. Cela inclut également la responsabilité de promouvoir l'éducation et la sensibilisation au magnétisme, pour aider les gens à comprendre et à apprécier les avantages que cette pratique peut offrir.

Cependant, malgré les progrès réalisés, le magnétisme doit continuer à évoluer et à s'adapter pour répondre aux besoins changeants de la société. Les magnétiseurs doivent rester informés des avancées scientifiques et des nouvelles approches thérapeutiques pour offrir les meilleurs soins possibles à leurs clients. Ils doivent également être conscients des défis et des obstacles auxquels ils peuvent être confrontés, tels que les préjugés, la concurrence et les régulations en constante évolution. En continuant à se former et à se perfectionner, les magnétiseurs pourront surmonter ces défis et continuer à jouer un rôle significatif dans le domaine de la santé et du bien-être.

Le rôle du magnétiseur dans la société et l'évolution de la profession sont indéniables. Le magnétiseur occupe une place de choix en tant que praticien complémentaire, collaborant avec d'autres professionnels de la santé pour offrir une approche holistique de la guérison. La reconnaissance et le statut professionnel du magnétiseur se sont améliorés, mais des défis subsistent, et il est essentiel que la profession continue à évoluer et à s'adapter pour répondre aux besoins de la société. En respectant les normes éthiques et déontologiques, en maintenant des compétences à jour et en sensibilisant le public, les magnétiseurs pourront continuer à jouer un rôle précieux dans la promotion de la santé et du bien-être.

# Chapitre 26 : Créer et développer votre activité de magnétiseur

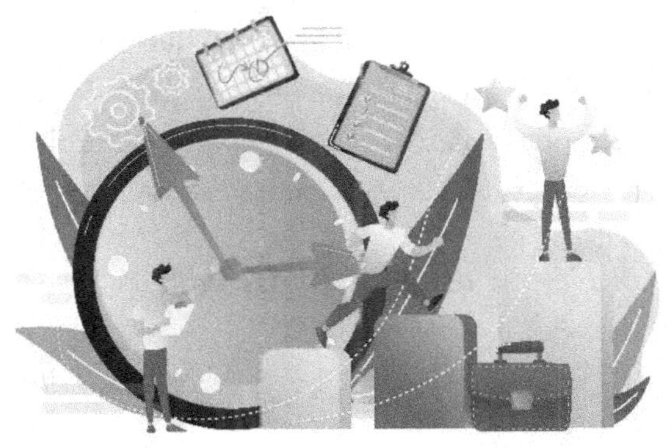

Le développement d'une activité de magnétiseur peut être une entreprise passionnante et gratifiante. Ce chapitre vous guidera à travers les étapes clés pour créer et développer votre activité, en mettant l'accent sur des conseils pratiques et des exemples concrets. Nous aborderons les aspects suivants en bref : la planification de votre activité, la promotion et le marketing, la gestion des clients et l'évolution continue.

# 1. Planification de votre activité

## *a. Choix du lieu et de l'espace de travail*

L'un des premiers aspects à considérer lors de la création de votre activité de magnétiseur est de choisir un lieu et un espace de travail appropriés. Vous pouvez commencer par exercer à domicile, louer un cabinet au sein d'un centre de bien-être ou partager un espace avec d'autres praticiens. Veillez à choisir un endroit calme, propre et accueillant pour mettre vos clients à l'aise.

## *b. Établir un plan d'affaires*

Un plan d'affaires solide vous aidera à définir vos objectifs, à estimer vos coûts et vos revenus potentiels, et à planifier votre croissance. Il vous permettra également de mieux comprendre votre marché cible et d'identifier les opportunités de développement. Prenez le temps de rédiger un plan d'affaires détaillé, et n'hésitez pas à demander l'aide d'un conseiller en création d'entreprise si nécessaire.

# 2. Promotion et marketing

## a. Créer une identité de marque

Votre identité de marque englobe tous les éléments visuels et textuels qui représentent votre activité. Elle doit refléter vos valeurs, votre éthique et votre approche du magnétisme. Pensez à votre logo, à vos supports de communication (cartes de visite, brochures) et à votre site internet.

## b. Utiliser les réseaux sociaux et le bouche-à-oreille

Les réseaux sociaux peuvent être un outil puissant pour promouvoir votre activité et établir des liens avec votre communauté. Créez des profils sur les plateformes les plus pertinentes pour votre public cible (Facebook, Instagram, LinkedIn) et publiez régulièrement du contenu de qualité pour informer et inspirer vos abonnés. Le bouche-à-oreille est également essentiel pour développer votre clientèle, alors encouragez vos clients satisfaits à partager leurs expériences avec leurs proches.

# 3. Gestion des clients

## a. Établir une relation de confiance

La relation entre un magnétiseur et son client est basée sur la confiance. Assurez-vous de toujours communiquer clairement et honnêtement avec vos clients, de respecter leur vie privée et de maintenir des limites professionnelles.

## b. Tenir des dossiers précis

Il est crucial de tenir des dossiers précis et à jour sur chaque client, y compris leurs antécédents médicaux, leurs objectifs de traitement et les progrès réalisés au fil des séances. Ces dossiers vous aideront à adapter vos techniques et à offrir un suivi personnalisé. Assurez-vous de respecter les réglementations en matière de confidentialité et de protection des données.

# 4. Évolution continue

## a. Adapter et élargir votre offre

Au fur et à mesure que votre activité se développe, vous devrez peut-être adapter et élargir votre offre pour répondre aux besoins changeants de votre clientèle. Cela peut inclure l'ajout de nouvelles techniques de magnétisme, l'offre de séances à distance ou la collaboration avec d'autres professionnels de la santé pour proposer des soins intégrés.

Pour résumé, la création et le développement d'une activité de magnétiseur impliquent une planification rigoureuse, une promotion efficace, une gestion attentive des clients et un engagement envers l'amélioration continue.

En suivant ces étapes et en vous adaptant aux défis qui se présentent, vous serez en mesure de bâtir une pratique de magnétisme florissante et de faire une réelle différence dans la vie de vos clients.

Evidemment les étapes cités ici sont expliquées très brièvement, mais cela sert à vous donner une idée et vous faire réaliser que devenir magnétiseur professionnel n'est pas impossible.

# Ressources et réseaux pour les magnétiseurs

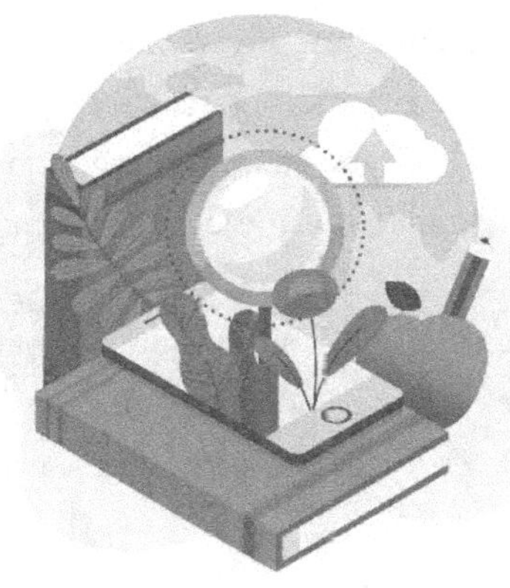

En tant que magnétiseur, il est essentiel de se tenir informé des dernières avancées dans votre domaine et de bénéficier du soutien d'une communauté de professionnels. Ici, nous passerons en revue plusieurs ressources et réseaux disponibles pour les magnétiseurs en France.

### *Associations professionnelles*

a. **Le Syndicat National des Magnétiseurs et Praticiens en Méthodes Naturelles** (SNM) Le SNM est une association professionnelle qui vise à promouvoir et défendre les intérêts des magnétiseurs et praticiens en méthodes naturelles. En adhérant au SNM, vous bénéficierez de formations continues, d'informations sur les réglementations et la législation, ainsi que d'un soutien dans votre pratique quotidienne.

b. **La Fédération Française de Magnétisme** (FFM) La FFM est une organisation qui regroupe des magnétiseurs et praticiens en énergétique. Elle vise à promouvoir le magnétisme et à encourager le partage d'expériences et de connaissances entre ses membres. En rejoignant la FFM, vous pourrez participer à des ateliers, des conférences et des événements, et bénéficier de conseils et d'accompagnement.

### *Formations et conférences*

a. **L'Institut Français de Magnétisme** (IFM) L'IFM propose des formations professionnelles pour les magnétiseurs et praticiens en énergétique, allant des formations de base aux formations avancées. Ils offrent également des ateliers et des conférences sur des sujets spécifiques pour vous aider à développer vos compétences et à vous tenir informé des dernières tendances.

b. **École de Magnétisme et Radiesthésie** (EMR) L'EMR offre des formations de magnétisme et de radiesthésie pour tous les niveaux, du débutant au praticien expérimenté. Ils organisent également des ateliers et des stages pour vous permettre de vous perfectionner et de vous mettre à jour sur les dernières techniques et pratiques.

## Ouvrages de référence

a. "*Le Guide du Magnétiseur*" par Gérard Athias Ce livre est une référence pour les magnétiseurs et praticiens en énergétique. Il couvre les principes fondamentaux du magnétisme, les techniques de base et avancées, ainsi que des conseils pour développer votre pratique professionnelle.

b. "*Magnétisme : Une énergie méconnue*" par Yves Rocard Dans cet ouvrage, Yves Rocard, physicien et chercheur, explore les fondements scientifiques du magnétisme et de l'énergétique humaine. Ce livre est une lecture fascinante pour les magnétiseurs souhaitant approfondir leur compréhension des mécanismes sous-jacents à leur pratique.

## Forums et groupes en ligne

a. **Le Forum des Magnétiseurs** : Le Forum des Magnétiseurs est un espace de discussion en ligne où les magnétiseurs et praticiens en énergétique peuvent partager leurs expériences, poser des questions et échanger des conseils. C'est un excellent moyen de se connecter avec d'autres professionnels et de rester informé des nouveautés dans votre domaine.

b. **Les groupes Facebook dédiés au magnétisme** : Il existe plusieurs groupes Facebook dédiés au magnétisme et aux pratiques énergétiques, tels que "Magnétiseurs de France" ou "Groupe d'échange et de soutien pour magnétiseurs". En rejoignant ces groupes, vous pourrez échanger avec d'autres magnétiseurs, partager des ressources et participer à des discussions sur divers sujets liés à la pratique.

Les ressources et les réseaux disponibles pour les magnétiseurs en France sont nombreux et variés. Que vous soyez un professionnel expérimenté ou que vous débutiez dans le métier, il est essentiel de vous impliquer dans ces communautés et de profiter des formations, des conférences, des ouvrages de référence et des forums en ligne pour enrichir votre pratique et améliorer vos compétences.

# Conclusion : le chemin vers un avenir énergétique épanouissant

Félicitations ! Vous avez atteint la fin de ce livre consacré au magnétisme et à son potentiel transformateur. Je tiens à vous remercier pour votre engagement et votre volonté d'apprendre, car c'est grâce à des personnes comme vous que la pratique du magnétisme continuera à se développer et à s'épanouir. En parcourant ces pages, vous avez acquis de précieuses connaissances et compétences qui, je l'espère, vous permettront de mener une vie énergétiquement épanouissante.

Au fil des chapitres, nous avons exploré ensemble les fondements du magnétisme, les différentes techniques et méthodes pour travailler avec l'énergie, ainsi que les défis et les opportunités auxquels les magnétiseurs sont confrontés dans la société d'aujourd'hui. Je vous encourage à mettre en pratique ce que vous avez appris et à continuer à développer votre sensibilité énergétique, car c'est en agissant que vous pourrez réellement expérimenter les bienfaits du magnétisme sur votre vie et celle des autres.

En tant que magnétiseur, vous avez maintenant la responsabilité de partager vos connaissances et votre savoir-faire avec ceux qui en ont besoin. Que vous décidiez de devenir magnétiseur professionnel ou que vous souhaitiez simplement aider vos amis, votre famille et vous-même, chaque geste compte. En contribuant à la guérison énergétique de ceux qui vous entourent, vous participez à la création d'un monde plus harmonieux et équilibré.

N'oubliez pas que votre parcours en tant que magnétiseur ne s'arrête pas ici. Les compétences et les techniques que vous avez apprises dans ce livre ne représentent qu'un début. Le magnétisme est une pratique en constante évolution, et il est essentiel de rester informé des avancées et des découvertes qui peuvent enrichir votre pratique. Continuez à vous former, à participer à des ateliers et à échanger avec d'autres magnétiseurs pour approfondir vos connaissances et affiner vos compétences.

L'un des aspects les plus gratifiants de la pratique du magnétisme est le développement de votre intuition et de votre connexion avec les autres. En apprenant à écouter et à faire confiance à votre ressenti, vous serez en mesure de mieux comprendre les besoins de ceux que vous aidez et de fournir des soins énergétiques plus efficaces. Cultivez cette intuition et apprenez à vous fier à votre sagesse intérieure, car elle est une source inestimable de guidance et d'inspiration.

Enfin, je vous encourage à partager votre passion pour le magnétisme avec le monde. Parlez-en à vos amis, à votre famille et à vos collègues, et n'hésitez pas à partager vos expériences et vos succès avec ceux qui vous entourent. Plus nous serons nombreux à comprendre et à apprécier les bienfaits du magnétisme, plus cette pratique pourra se répandre et apporter de la guérison et du bien-être à un grand nombre de personnes.

Sachez également que la communauté des magnétiseurs est un réseau solidaire et accueillant. N'hésitez pas à vous impliquer dans des groupes locaux, des forums en ligne ou des associations professionnelles pour échanger avec des pairs et bénéficier du soutien et des conseils d'autres praticiens. Ensemble, nous pouvons continuer à faire progresser la pratique du magnétisme et à contribuer à la guérison de notre monde.

Pour terminer, je tiens à vous féliciter une fois de plus pour votre engagement envers l'apprentissage et la pratique du magnétisme. Vous avez franchi une étape importante en lisant ce livre, et je suis convaincu que vous êtes sur la bonne voie pour devenir un magnétiseur compétent et bienveillant.

N'oubliez pas que le chemin vers un avenir énergétique épanouissant est un voyage personnel et unique. Soyez patient avec vous-même et avec les autres, car la maîtrise du magnétisme demande du temps, de la pratique et de l'expérience. Restez ouvert d'esprit et continuez à apprendre, car chaque nouvelle connaissance et chaque nouvelle compétence vous rapproche de votre objectif.

Je vous souhaite tout le succès possible dans votre parcours de magnétiseur et j'espère que vous trouverez autant de satisfaction et de joie dans cette pratique que j'en ai trouvé moi-même. Que le magnétisme vous apporte la guérison, l'équilibre et la sérénité dont vous avez besoin pour mener une vie épanouissante et harmonieuse.

Bonne chance et bon voyage sur la voie du magnétisme !

*Olivier Lucas*

*Donnez votre avis sincère sur Amazon !*

*Vos suggestions et critiques sont précieuses.*

*Elles permettent que chaque lecture soit
encore plus satisfaisante !*

*Je vous remercie sincèrement d'avoir lu mon
livre.*

*Je vous souhaite tout le succès que vous
méritez !*

# Source Images

L'auteur et l'éditeur tiennent à remercier particulièrement les sites :

www.freepik.com

www.ingramcontent.com/pod-product-compliance
Lightning Source LLC
Chambersburg PA
CBHW051741250726
48659CB00001B/189